N:ナラティヴとケア 第10号

2019年1月

Japanese Journal of N: Narrative and Care, No.10, Jan. 2019

目 次

❖医療人類学──いのちをめぐる冒険

病いのリアリティ──民俗学的架橋の試み……………………………（東京武蔵野病院）江口重幸 2

医療人類学のナラティヴ研究──その功罪と，認知症研究における今後の可能性
………………………………………………（慶應義塾大学文学部）北中淳子 11

東日本大震災後に原発事故被災地に移住した精神科医の当事者研究
………………………………………………（ほりメンタルクリニック）堀 有伸 19

フーコーのパレーシアとナラティヴの淵へ…………（帝京大学医療技術学部看護学科）松澤和正 27

フクシマの医療人類学──構造的暴力による社会的虐待論
………………………（早稲田大学人間科学学術院／同大災害復興医療人類学研究所）辻内琢也 35

心理療法家にとっての人類学──もたらされるものと失われるもの
………………………（十文字学園女子大学／白金高輪カウンセリングルーム）東畑開人 46

南部アフリカ狩猟採集民グイ・ブッシュマンにおける〈病〉と〈治療〉
…………………………………………………………（京都大学名誉教授）菅原和孝 55

声の小さな人びとの語り──マダガスカルのペスト流行から考える…（外務省医務官）吉田尚史 63

沈黙を破る言葉──西アフリカの小児科病棟における対話とケアの可能性
………………………………………………（独立行政法人 国際協力機構）井田暁子 72

ブックレヴュー 79／次号予告 81／編集後記 80

医療人類学——いのちをめぐる冒険

病いのリアリティ

民俗学的架橋の試み

江口重幸 *

* 東京武蔵野病院

はじめに

かつて本誌に「再び病いの経験を聞く」（江口，2012）という小論を書いたことがある。それは，個人的には「病いの経験を聴く」というシリーズに連なるもので，筆者（以下私と記す）自身が，臨床物語論あるいは臨床民族誌といった漠然とした枠組みで考えていたことの中身をもう一歩進んで探ろうとする試みであった。小論では地名やローカルな語り口に連なる民俗学的な経路をたどって，もう少しそれらを押し進めたいと思う。

精神科領域に限らず医療やケアの面接場面で，患者や家族のライフストーリーが，多くの場合不意に，溢れ出すように語り出されることがある。そしてそれを聴き取ることで，それまでの患者・家族と見えたいわば「他者」の世界に，こちらが何歩か踏み込んだ感覚となり，さらに相手もまたその事実を話し共有されたことを大切なこととして受け止め，急速に変容を遂げていく経験をすることがある。そうした「峠」を通り過ぎた後，次第に患者や家族の独特なものの見方やふるまいにこちらの理解が及び，いろいろな難題に対しても慌てずに対処できることになる。患者や家族もまた，専門用語が圧倒的に支配する臨床場面に日常会話を語り出す余地があることを改めて発見したかのように，まったく新たな視角からの会話を折に触れてはさみこむようになる。

これは，それまで普通に話していた患者や家族を取りまくリアルな世界が，あることを契機に

ポップアップ絵本のように，目の前に鮮明に立ち上がってくる「転回点」と言えるかもしれない（Cushman, 1995）。あるいは荘重な言葉を選ぶなら「顕現（エピファニー）」（Denzin, 1989）と呼んでもいいだろう。

さて，精神科治療や精神療法（さらには看護やケアやカウンセリングに敷衍してもいい）が，さまざまな夾雑物を削ぎ落して，何がその核心にあるのかと考える時——これはそのまま私にとって精神科臨床とは何かという問いに直結するが——，簡単に言えば，このように相手の世界に入り，相手もまたこちらの世界に越境し，結果これまでと異なる「世界」や「関係」が形成され，それによって共同性のベースの上に複数の視点が共有されることではないかと考えられる。

病いは多様な側面をもち，複雑なリアリティを構成する。臨床民族誌はそうした側面やリアリティを考え，取り組んでいくための有力なツールである。それは臨床の周縁を修飾する事象ではなく，個々のローカルなリアリティを活性化しすくい上げる，核心をなすものではないか。

いくつかの「転回点」

人類学者や社会学者の記した民族誌には，他者の棲まう「世界」が予想もしない瞬間に立ち現れ，その世界に参与者が一気に巻き込まれ，はいり込んでいく瞬間が描かれてきた。

ギアーツ（Geertz, 1973）がバリ島における闘鶏をめぐる「事件」について記したものがまず頭

に浮かぶ。非公然に開催される闘鶏の会場に武装警察が乗り込み，逃げ惑う現地の人々にまじってギアーツ夫妻も逃げ隠れる過程で，あくまで感情を抑制し，それまで無視に近い関係をとり続けた現地の人の目にはじめて自分たちが「透明人間」ではないヒトとして映った瞬間を記している。それはかつてベイトソンとミード（Bateson & Mead, 1942）が書いた，バリでは通常現地の人間が，「他者」を——その場に居ない——「よそ（away）」の人のように扱うが，次第に相手を「現実のものである（you *are* real）」と考えるようになる瞬間が訪れるという事実を跡づけている。

　あるいはカッツとショッター（Katz & Shotter, 1996）が「社会的詩学」として描き，松澤和正が丹念に報告した，米国東海岸（ボストン）の病院での面接風景を挙げてもいい。異郷での心身の不調に困惑したある移民女性が，「これは私の故郷のようではない」とつぶやき，その一句に聴く側も共鳴して，その女性の出身地——ハイチ——へと想像力が広がり，患者の病いや苦境を構成する文化的・社会的な背景が浮かび上がったのもこうした瞬間である。

　また先回の論文でも紹介した大岡昇平の名著『野火』（1952）では，太平洋戦争末期のレイテ島で，敗走を重ね，喀血やマラリアや外傷によって本隊からも排除された「不要物」と化し，待ち受ける死しか想定しえない小集団状況において，ある深い夜に安田という兵士が突然自分の生い立ちを語り出す描写もそうしたものである。深川白河町という具体的地名も混じるこの語りは，大岡の戦場での強烈な実体験をもとに記したものであろう。

　さらに樽味伸が「慢性期の病者の『素の時間』」（2006）論文で描いた，当直の深夜にたまたま不眠を訴えて出会った58歳の統合失調症の女性——「症例（丸田）」——の記述も思い浮かぶ。長い入院歴をもつ通常滅裂でご陽気な言動で知られるこの女性が，その夜は普段の様子とは違い，発病前後のエピソードをしみじみと語りだす場面である。この女性が発病時2，3時間歩いて港まで行き，その浜でなけなしの金で買った軽食を犬に与えてしまい，その後30年余り続く入院につながるのだが，その場所をふくめた具体的光景が，この「場」を圧倒的に支配する博多弁のやりとりを通して，「ぶあちい（部厚い）」カルテを前に，〈見る人〉樽味によってリアルに想起され，共有されているのである。

　予想もしない発言や行為が現れるこれらの「転回点」は，ほとんど偶発的に訪れるかのようだ。多くは語り手が苦境に行き詰まった時に，長く内面に閉じ込められていたものが堰を切ったように語られる。やや場違いと思える文脈で溢れ出すこうした語りの前には，やはりそれまでと異なる，語り手と聴き手の「溜め」の時間が必要なのだろう。それは臨床場面でいえば，治療者が一方的に話しかけ，聴き取り，説明するという通常の流れから外れる，「間」や「寡言」や「沈黙」という要素が重要になる。

　私が臨床民族誌という枠組みで手探りをしているものも，こうした経験の積み重ねなのかもしれない。多くの臨床家が体験しているとはいえ，このような「転回点」がどのように生じるのか具体的に示されることはほとんどない。それは理論にならない部分で作動しており，さらに患者や家族の描写だけではなく，治療者自身が映り込んだやり取りを示さなくてはならないという理由が考えられる。

ある日の診療風景

　Ｋさん（と記す）は，数年前の12月に私の勤める病院を再初診で来院された60代前半の男性である。私はたまたまその日の初診医として出会った。診療録を見ると通院は不規則で，その年の5月に最終の受診があり，以前の主治医はその後退職していた。経過をまとめるとこうなる。「些細なことで不安になる。血圧が高い。当院に通ってうつを2回治した。54歳〜56歳，58〜62歳がその期間だった。それ以前の32歳〜39歳にはパニック障害があった。もともと学校関連の仕事に就き，その後公務員として20年働き，最近定年

を迎えた」

　私が出会う8年前の初診時のカルテには，職場での人間関係が悪く（問題の人物がいて）前年春から気分が重いという記載がある。簡単な家族歴と生活歴が記され，「気分変調症」の診断があり，抗不安薬のメイラックス®が処方されている。両親はずいぶん前に亡くなり，今は妹夫妻とその子どもたちと同居している。ごく簡単に要約すればこのような方である。

　Kさん自身もパニックと時にうつになると述べ，薬がなくなったからと再初診で来院されたという。小柄で背筋を伸ばし，折り目正しい応対をされる方。これまでの経過や処方等ひと通りの会話の後で以下のような話になる（私の記憶にもとづく再現である）。

　私──ところでKさんはどこのお生まれで，どこいら辺にお住まいなんですか？
　K──○（町名）に生まれて，いままでずっとそこです。一歩も出ていません。
　私──私も近いですけど，○のどの辺です？　もしかしたら△小学校，□中学あたり？
　K──よくご存じですね。そのとおりです。□中学はもう併合でなくなってしまいましたけど……。家は通りを入って数軒目です。先生もご近所なんですか？
　私──私は，都電でいえば飛鳥山駅の近くの×小学校卒業で……，高校時代の同級生に△小，□中出身のがいるんですよ。私の実家もずっとそのあたりで，今もそこに住んでいます。えらい近くで長らく暮らしていながら……（笑）。
　K──ああそうですか……近いですね（笑）。…（しばらく間がある）…私のところは祖父の代に事業を起こしすごく羽振りが良くなったんです。祖父は何回か結婚してたくさんの子どもがいました。そのうち……叔母になりますが……2人が精神疾患で，叔母は長らくこの病院に通っていました。父は50代で亡くなったし，母も病弱で無理だったので，自分がずっと付き添って通院したので，この病院に来るのは本当に慣れているんです（笑）。自分の初診の時も抵抗とかなかったです。2人の叔母の面倒をみた感じになっていました。その最後の叔母が今年亡くな

って……，自分のライフワークは終わったと思っています。
　私──えー，たいへんだったですね。叔母さんは入院されたこともあるんですか？
　K──入院もしました。（自分は）仕事は定年を迎えたんですけど，これから一息ついていろいろやりたいことがあるんです……仕事とかでできないでやり残したというか……。それを計画しているところです。

話の「転回点」となった地名への言及

　改めて自分のやり取りをこのように書き起こしてみて，初対面の治療者としてのこの自己開示ぶりはいかがなものかと自問したくなる。確かにそうだ。会話内容は，バスで乗り合わせた見知らぬ初老の乗客同士の会話に近く，こうした自己開示は一般の精神科面接や心理臨床では推奨されないばかりか，禁忌であると考える治療者もいるだろう。もちろん誰に対しても同じように話すというわけではない。相手も同じ土地で生育し，60歳を越え一仕事終わった男性と，聞く側もその年齢を越えた者同士が出会っているのである。

　ここで注目してほしいのは，うつやパニック障害や薬物療法という「疾患」と「治療」の話で終始したであろう治療の「場」が，住まいの話を契機に，やや間を置いて住所や具体的地名──正確には，地元の区立小中学校，具体的地名（住所や飛鳥山）──を双方が確認することでがらりと切り替わり，家族の「病い」を含むKさんのライフストーリーが語り出されている点である。まるで歌舞伎舞台のがんどう返しを見るようで，それまでの場面が背景に呑み込まれ，それとはまったく異なる風景がせりあがってきている。この後も話は続き，「疾患」を持った一症例ではなく，このように生活してきたKさんの「世界」が前景に立ち現れてくるようだった。地名の共有と，（上記の）「ああそうですか……近いですね……」に続く多少の沈黙，そしてKさんのそれ以降の長い語りがなかったら，本人への理解も，もう少し言えば治療関係そのものも，ずいぶんと違った道筋をたど

ることになったのではないか。私が実際にくり返し通る路地にひっそりとたたずむ一軒の家の記憶，その奥に折り畳まれているある家族数世代の生活の一端が浮かび上がってきたのである。それはうっとパニックのエピソードをもつ「一症例」から，いくつかの難題を抱えて長らく苦労して生活してきた一人の同年輩のリアルな男性への「転回点」となるものであった。

筆者の臨床の「場」

さらなる自己開示を許していただき，こうした臨床スタイルに至る前史をふりかえりたい。先の会話にもあるように，私は東京の北区で生まれ，現在もその地に住む。医学部を卒業して直後の約10年間は関西に移って精神科の臨床に携わった。当初から文化精神医学や医療人類学に関心をもっていたが，その間の大半を過ごした滋賀県湖北（長浜市）は豊かな農村地帯で，私にはまったくの異文化だった。子規（正岡，1984）は『墨汁一滴』の中で，稲から米ができるのを知らなかった若い日の友人 漱石を引き合いに出し，「もし都の人が一匹の人間にならうといふのはどうしても一度は鄙住居をせねばならぬ」（p.133）と書いたが，滋賀での生活は私が「一匹の人間」になる貴重な経験となった。

土地勘のない異郷で臨床に飛び込んだ際の最良の手引き書は，1,200頁を超える『角川日本地名大辞典・滋賀県』（「角川日本地名大辞典」編纂委員会，1979）であった。外来や病棟の仕事の合間に，受持ち患者の出身地や地域の沿革に当たるということをくり返した。農作業を中心に流れる年月，かつて近隣村と争った山論や水論，「オコナイさん」をはじめとする伝統的な宗教行事，〈やんす〉や〈ほん〉が語尾につく日常会話，〈エライ〉をはじめ自らの苦境を表現する際の独特な言い回し，見るもの聴くものすべてに関心が全開になった。やがてそれらが身につき，自分もまた拙い近江弁まじりの語り口になった頃，湖東の山村の憑依事例に出会い，そこに通って人々に話を聴くフィールドワークをすることになった（江口，1987）

（これについては何回か記しているので詳細は略する）。

10年後，東京の生家付近に戻ることになった。勤務先は板橋区にある都立総合病院（豊島病院）。病床のない神経科だった。私の家族は戦災で焼け出されるまでは池袋に，戦後は北区に住まい，私はそこで生まれ育った。新たに勤務した病院はかつて叔父が子どもの頃赤痢に罹患し入院した，我が家ではなじみの旧「避病院」であった。私はその地元ともいえる病院に6年間勤務し，改築に伴う一時閉院を機に，同区内にある700床ほどの精神科病院に移った。そしてその後約25年そこに勤めている。以前の病院は家から歩いて通える距離にあり，現在の病院も勤務には遠くない。現病院は，地下鉄副都心線の開通で，新宿，渋谷，横浜からの来院も多くなったが，依然として東京の城北地域，つまり板橋，練馬，豊島，北区を主要な診療圏としている[注1]。

ほぼ「地元」と呼べる場所にあるので，患者や家族が話すエピソードや場所のたたずまいを容易に想起できるのが，長年現在の職場に勤める理由の一つである。時にそれが高じて，「（住まいは）X丁目団地のどのあたりなのか」といった質問にまで発展することもある。こうした背景もあるためか，患者や家族を，抽象的・概念的な（中井久夫の言う）「普遍症候群」としてではなく，どうし

注1）現在の病院は，板橋と練馬と豊島区の境の，環状7号線沿いで，東京メトロ有楽町線と副都心線が乗り入れる小竹向原駅から歩いて遠くない場所にある。民俗学との関連で記せば，柳田の『巫女考』（柳田，1914）に「池袋の石打と飛騨の牛蒡種」という章がある。昨今の池袋は大繁華街に変貌しているが，その昔はそこから西北にかけて大きな森を有する池袋村が広がっていたという。その村出身の娘を市内の屋敷などで女中に入れると，（多くはその家の主人がその娘に手を掛けることが契機になるのだが）まな板や包丁や行灯が宙に浮遊してしまうとか，家の中に石が打ち込まれるという不可思議な現象が出現した。これはその女中を村に帰すとぴたりと止まったという。（池袋）村の氏神が氏子を他所者の自由にさせるのを嫌うためだ等といったいろいろな説が囁かれたらしい。江戸時代から明治40年代までこうしたことが多く生じたと記されている。その池袋村のさらに先あたりに「小竹」「向原」は位置する。

ても地理的な細部がまとわりついた「個人症候群」（中井，2001）として記憶する傾向になる[注2]。

関西の滋賀が土地勘のまったくない完全なアウェー状態とするなら，帰京後の臨床の多くは，慣れ親しんだホームゲームということになる。

口語臨床再考

関西における初期研修時の光景で今でも鮮明に印象に焼き付いているのは，大阪出身のある先輩精神科医と，同じく東大阪出身の，非定型精神病と診断された女性患者の面談に立会った経験である。それは，他の入院患者のおやつを食べてしまい，その相手に叩かれそうになったその患者に，主治医が意見をするというという場面だったと思う。対話に頻繁に出る〈ねぶる〉〈しばく〉〈あかん〉という言葉の強度はもちろんだが，双方大声で高速で展開する，ローカルな口語全開のやりとりは衝撃的であった。口論という形式ではあったが，その会話を通して，お互いの濃厚なリアリティへと収斂する相互行為のように思われた。それは小津安二郎『浮草』（1959年）の中村鴈治郎と京マチ子が，雨の中路地を隔てて〈アホ，ドアホ〉〈バカタレ〉という罵声をくり返しながら，感情をぶつけ合うシーンを観るようであった。

他人のおやつを食べて叩かれそうになったという病棟生活の一コマであったが，その事件をめぐる「大阪弁」のやりとりだけで，双方が自らの同一性と役割から一旦離れ，図式的に言えば，分離―過渡という過程を経て，再びローカルな共同性の基盤へと着地（再統合）（van Gennep, 2012）していくかのようで，それ自体，じつに治療的なやり取りが展開されているように感じられた。樽味（2006）の「素の時間」で記されている，〈どげんしたね〉〈ぶあちいねえ〉等の口語（博多弁）全開

注2）自己開示や匿名性との関連に寄り道すると，近代力動精神医学の発祥の地を，スイスとオーストリアとドイツが国境を接する「ボーデン湖＝ライン川河口複合」であるとし，それは森に囲まれた狭隘な土地に，相互がほぼ知悉した者同士の（つまり匿名性のない）空間で生まれ，育まれたわざであるとした，中井＝Ellenbergerの指摘をもう一度検討してもいいと思う。

の会話も同様な印象を与える。これを標準語の文章に翻訳したら，感情の濃度の薄い，身体性が伴わない文字情報のやり取りに終始するように思えてならない。そこでの「治療」は，また別種のものになるのではないか。

疾患の「本質」からはかけ離れているとされるこうしたローカルな「細部」，つまり地名や語り口（方言）が面接や精神療法過程で取りあげられることはほとんどない。臨床場面での会話では標準語が推奨され，今日では守秘義務への配慮から，M県やS市等と事例の関連情報は記号化され，ますます覆い隠される傾向にある。しかし，こうした方言や地名が自己主張する領域が再評価される時がいずれ来ると私は思う。

地名と方言

こうした現在あまり関心を寄せられない，医療者がいわば休耕地として手放しつつある領域に，かつて柳田国男が大胆に踏み込もうとしたことはあまり知られていない。そうした試みが，大著である『地名の研究』であり『方言覚書』である。

前者『地名の研究』（柳田，1936）は，田代軽井沢という地名への疑問から発した論考であり，その後半は具体的な地名を50以上挙げての詳細な考察が続く。柳田はその中で「地名とはそもそも何であるか」という問いを発している。地名とは，もともとは二人以上の人の間に共通に使用される符号である，という。それはモノの名前と一緒で，ある人の名づけたものを，もう一人の相手が承認するという過程を経て成立する。当初おそらく話し言葉で付けられたものが，どこかの時点でそれに漢字があてられ，土地の正式表記となって，今日ではもはや所与の公的な名称となっている。しかしもとをたどると，その土地をめぐるさまざまな地誌をベースに，名づけ，人々の集合の承認が加わって変化を遂げながら今日にまで至っていることになる[注3]。

一方『方言覚書』（柳田，1942）も，柳田の故郷播磨辻川で幼少時耳にした〈オタテイ〉〈オトマシイ〉の紹介からはじまり，唾，鍋墨，〈アヤツ

コ〉〈オカウバリ〉……さらには，人間が牛や犬に話しかける言葉の地域分布を探る「牛言葉」や「犬言葉」，そしてさまざまな地方の方言の考察が続く。これは〈マイマイ〉〈デデムシ〉等の名称の地域分布と伝播を探究する——方言周圏論と名づけられた——『蝸牛考』（柳田，1930）に結びつく論考である。

民俗学と言うと，各地の伝統的な行事や慣習を中心に，『遠野物語』（柳田，1910）に代表されるような地方の伝奇的なストーリー，つまり談話の「内容」の集積への関心と考えられがちだが，それにもまして独特な方言まじりの語り口（「形式」）が重要な要素なのである。昔話—地名—方言研究と連なる口承文学，言語芸術への視線がそこにあるのがわかる。さらに柳田の関心は，「鼻歌考」を収めた『民謡覚書』（柳田，1940）のように，歌謡を言語芸術ととらえその源として鼻歌にまで遡ろうとするものであり，さらには岡安（2018）も指摘するように，夢の中で聞く追分節や，迷信，禁忌（忌嫌い），そして神話にも広がる広範な理論的射程を有するものだったのである。

「柳田国男の老い」と記憶

ところで，歴史社会学者の佐藤健二は，30年ほど間隔をあけて刊行された，いずれもきわめて刺激的な2冊の著作（佐藤，1987，2015）の冒頭を，「柳田国男の老い」をめぐる章からはじめている。日本の民俗学を創設し，その博識と境界横断的な視点で戦前・戦後の我国の知識人に圧倒的な影響を与えた柳田は，最晩年認知症症状を呈していたと思われる。

そんな中，戦時中から柳田の親炙に浴していた

文学者 中野重治が自宅を訪れたエピソードが紹介されている。中野は歓迎されて家にあがるが，「時に君はタカボコ（福井県坂井郡高椋）でしたね」と柳田に出生地を問われ，しかもその問いは4〜5分に一回くりかえされたという。柳田の老いの変貌に接した中野は当惑し，帰路悲しく打ちひしがれ，家に戻ると虚脱状態になったという。全30巻を越える全集が現在まで3回にわたって刊行され，柳田の著書を読まずに民俗学調査を志した者など一人もいない。その伝記のひとつは1,100頁（柳田国男研究会，1988）を超え，柳田自身についての事典（野村ほか，1998）があり，さらに代表作『遠野物語』にいたっては，研究者による関連の著作は（絵本を除外しても）100冊を下らないだろう。そんな圧倒的な影響を与えた人物であっても，80歳代の半ばを迎えれば老いは訪れ，それとともに認知症症状も現れると理解するならば，話はそれで終わりになる。

ところが佐藤（2015）は，こうした生物学的（実体的）な「老い」という理解から離れて，柳田の最晩年の上記の言動を，いろいろな夾雑物を削ぎ落した末に柳田が戻っていった方法論，つまり「地名—出身地」をいわば地図上に置きながら記憶を蓄積する際の索引と，その「抽出し」を作動させてゆくための最初の問いではなかったかと言うのである（p.12）。柳田は以前から初対面の人と会うと「君のお国はどこ？」と聞くことから始めたという。つまり柳田の問いかけが示すものは，彼の「カード・ボックス・システム」「記憶蓄積システム」，あるいは「問題（テーマ）のファイリング・システム」（p.11）と呼ぶことのできるものの存在だったのではないか。こうして佐藤は，柳田の老いのエピソードを（「実体への回帰」ではなく）「方法への回帰」としてとらえる可能性を切り拓こうとするのである。

地名のリアリズム

私はこの佐藤の議論から離れられずにいる。30年以上前に，狐憑き事例のフィールドワークをした時（江口，1987），柳田の『山の人生』（1926）

注3）地名はこうした来歴をもつが，さらに病いをめぐる対話における地名の共有化にはもうひとつ別の役割があると思う。それは，クラインマンが『病いの語り』の日本語版序文（Kleinman, 1996）の三角測量と呼んだもので，（臨床会話ではほぼ支配的な）「主観的な経験」の向こう側に，「文化的表象」や，「集合的経験」という背景を，実体を伴って立ち上げる機能である。それは病いのリアリティを形成するために欠くことのできない部分である。

に散りばめられた憑依への視点，さらには人間理解の深さに目を見開かされる思いがした。これが大正時代に書かれたものだとはどうしても思えなかった。さらに後に，遠野をめぐったり，柳田が幼少期を過ごした布川の家を訪れたり，近年になって再び東北の供養絵額や冥婚に関心をもつようになったのもそうした影響による（江口，2018b）。したがって上記の晩年のエピソードは確かに驚きであった。しかし一方で，職業柄私には多くの人物の老いに接する機会がある。どのように聡明な人でも加齢による記銘力や認知機能の低下は避けられない。視力や聴力の低下，円背や関節痛，いろいろな臓器のトラブルと同じように，それらは出現する[注4]。

　さて私が，佐藤の議論に引き寄せられるもうひとつ別の点がある。それは，私もまた自分が，臨床場面ばかりでなく，知人や友人についても，出身地を尋ねる傾向があることを強く自覚するようになっているからである。それは先に述べたように，私自身の土着的臨床スタイルとも関連する。簡単に言えば，私は，晩年の柳田流の，「地名－出身地」の結びつきを骨格にして，本人の地理的移動の軌跡でその人物を記憶するという方法を，無意識のうちに採っていたことに気づいたのである。

　話者と聴き手の関係を図式的に示せば，当初両者の「世界」はお互い交わることのない二つの離れた円で示すことができるだろう。その後相手の世界（円）の中にそれぞれ共通のリアルなモノの名称──この場合だったら地名であり，それはかつて複数の人間が承認するという過程で成立したものであるが──を確認することによって，それを共通の標石（目印）とすることで，離れた二つの円は接近ないし一体化し，境界が癒合したひと続きの「世界」，ひと続きの「リアリティ」を形成する，とは言えないだろうか。

注4）19世紀に「老年医学」という領域に最初に着手した医学者とされるシャルコー（Charcot, 1881）は，老化の原因を諸器官の「萎縮」という視点から説明しようとした。

ローカルな知（Local Knowledge）と柳田『民間伝承論』

　ギアーツ（Geertz, 1983［1991］）はかつてイエール大学ロー・スクールにおける記念講演をもとにした論考「ローカル・ノレッジ」の冒頭部でこう記している。「法および民族誌は，帆走や庭造りと同じく，また政治や詩作がそうであるように，いずれも場所に関わるわざ（crafts of place）である。それらは，地方固有の知識（local knowledge）の導きによってうまく作動するといってよい」，と。そして「パルスグラフ（Palsgraff）」や「チャールズ河橋（Charles River Bridge）」といった，実にローカルな地名のついた米国におけるかつての有名な判例に言及しながら，こう続けるのである。

　　「（人類学と法学の両者は）……まずもって局地的な事実のなかに広く普遍的な原理をみつけ出す職人仕事に属するものといってよい」（p.290）

　この長い論考の後半部でギアーツは，改めて，法とはローカル・ノレッジであると述べる。そして，その「ローカル」とは，「場所，時間，階級そして多様な問題に関してだけでなく，語調（アクセント）にも関わっている。語調とは起こりつつある現象の特徴を地方地方のことばによって描写することであり，それは起こりうる現象について地方のことばが示す想像力とも関係している」（p.361）と記し，それこそが自分が重要と思う「法感覚（legal sensibility）」というものであると続ける。

　聴衆が法律家であるからこうした内容となるが，医療やケアも，もちろんこうしたローカルな知の導きで作動する，「場」に関わる，さらに言えば，（具体的な地名や語調を中心とした）「個別な事項」に関わる最たるものと言っていいだろう。臨床やケアは，地名（固有名詞）やローカルな語調（アクセント）とも密接に結びついているのである。

　ところで，柳田は，民俗学を確立する以前，その方法論を『民間伝承論』（柳田，1934）と名づけてまとめようとしたことはよく知られている。

口述講義録である『民間伝承論』において柳田は，自らの構想する「民間伝承論」と，当時の欧州の社会人類学や文化人類学，神話学や宗教史学，民俗誌学との差異を意識しながら，日本仕様のオリジナルなものを創出するという，野心的な体系を示そうとしているのが理解できる。柳田はこの領域を3部門に分けた[注5]。

柳田はこれら3部門を順に〈体碑〉〈口碑〉〈心碑〉という呼び方で言い換えている。実際これらは三段重ねの餅のごとく次第に小さくなっていくと記されている。こうした3分類を示したあとで柳田は，来るべき学問は「心意諸現象」を扱わねばならず，それには最後に示した，言葉はもちろん，その地域の「同郷人」つまりインサイダーの意識の重要性を主張したのである。

柳田の分類でいえば，第1の〈体碑〉——欧州の古典的民族誌がこれに当たる——や，第2の〈口碑〉——マリノフスキー的現地滞在型フィールドワーク——を超え，第3の領域「心意諸現象」を扱う〈心碑〉つまり「同郷人の学」まで射程に入れた臨床やケアの可能性を考えるのは私だけではないだろう。臨床に携わる者が医療人類学の視点を必要とするのはこの部分なのである。

しかしそのように力まなくても，おそらく通常の良好に推移している臨床やケアの場面では，多くは自覚されないまま，この〈心碑〉部分が大いに作動して「治療」や「癒し」がもたらされるのだと思う。先の圧倒的な大阪弁の面接や樽味の面談におけるやり取りにおいて浮かび上がる，基層

の，パーソナルな「個人症候群」レベルで，私たちは重要な治療的相互交渉を行っているのである。

さいごに

「臨床民族誌って結局何ですか？」「先生は当り前に処方をして普通に面談しているみたいですけど，どこが違うんですか？」とこれまで何度か問われることがあった。確かにそうなのである。何度も返答に詰まり言いよどんだ。その何が違うのかをたどったのが小論である。私が臨床物語論や臨床民族誌という方法を強調するのは，生物学的医学が圧倒的に優勢な「場」に，可能な限り人間科学的方法論を持ち込みたいという動機からであった。私がクラインマン（Kleinman, 1980, 1988）やグッド（Good, 1994）から学んだ医療人類学は，「現代の専門分化した医療者は来談者の癒しに必ず失敗するが，民間治療者（童乩）は必ず成功する」という「逆説」をどう覆していくのかという点から出発している（江口，2015）。こうした部分を抜きに臨床のケアの「質」や深化を問うことはできないと考えている。

2017年，医療人類学や医療社会学が「医学教育モデル・コア・カリキュラム」（文部科学省）に取り入れられることになった。これは医学・医療に人間科学的な視点を組み入れる必要性が——あくまで医学教育の国際基準化という外圧によるものであるが——認知されるようになった貴重な第一歩であろう。しかしこれは，何か新奇な用語や概念を教え込むだけですむものではないはずだ。臨床に携わる者のメチエとして文字通り体得されなくてはならないだろう。そうすることで，これまでの常識を点検し，時には覆し，最終的に臨床的なわざ（craft）として身につけることがなかったら，そしてそれによって臨床の「質」が少しでも上がり，深化することがなければ，つまりこれまでの文脈で言えば，ローカル・ノレッジへと落とし込むことがなければ意味をもたないだろう。病いのリアリティにあくまでこだわらなくてはならない理由はここにある。

注5）第1部門は〈生活外形〉と呼ばれ，通りすがりの旅人でも目で採集できる「旅人学」と名づけられるもの。従来の「土俗誌（ethnography）」と呼ばれたものだという。第2部門は〈生活解説〉と呼ぶもので，目と耳を使い，その土地にある程度滞在し言語に通じることで理解できる「寄寓者の学」と名づけられる。モノの名称から物語まで，ほとんどの言語芸術がこれに含まれる。そして第3部門は，重要な〈生活意識・生活観念〉である。ここには無形であるが我々が受け継いでいる俗信等が含まれる。それは同郷人や同国人でないと理解できない部分であり，「心の採集」「同郷人の学」と名づけられる。例外を除き部外者では到底アプローチできない領域であり，地方に根差したアマチュア研究者の育成と連携が必要とされた。

追記：小論は筆者が近年関心を寄せる，医療人類学と民俗学の架橋をテーマにした一連の論考（江口，2018a, 2018b）に繋がるものである。関心持たれる読者がいたら，これらにも当たっていただければ幸いである。

文献

Bateson, G. & Mead, M.（1942）Balinese Character. New York Academy of Science.（外山昇訳（2001）バリ島人の性格．国文社．）

Charcot, J.-M.（1867）Oeuvres complète: Maladies des vieillards, Vol.7.（trans. by Tuke, W.（1881）Clinical Lectures on Senile and Chronic Diseases. The New Sydenham Society.）

Cushman, P.（1995）Constructing the Self, Constructing America. Addison-Wesley, p.302ff.

Denzin, N. K.（1989）Interpretive Interactionism. Sage Publications.（関西現象学的社会学研究会編訳（1992）エピファニーの社会学．マグロウヒル．）

江口重幸（1987）滋賀県湖東一山村における狐憑きの生成と変容：憑依表現の社会─宗教的，臨床的文脈．国立民族学博物館研究報告，12(4); 1113-1179.

江口重幸（2012）再び病いの経験を聴く．N：ナラティヴとケア，3; 43-50.

江口重幸（2015）クラインマンから学んだいくつかのこと．In：皆藤章編：ケアをすることの意味．誠信書房，pp.154-184.

江口重幸（2018a）文化を掘り下げる：土居健郎の著作を再読する．こころと文化，17(2); 149-157.

江口重幸（2018b）臨床になぜ「文化」という視点が必要なのか：文化精神医学再考．日本社会精神医学会雑誌，27; 316-322.

Geertz, C.（1973）The Interpretation of Cultures. Basic Books.（吉田禎吾・柳川啓一・中牧弘允・板橋作美訳（1987）ディープ・プレイ：バリの闘鶏に関する覚え書き．In：文化の解釈学Ⅱ．岩波書店，pp.389-461.）

Geertz, C.（1983）Local Knowledge. Basic Books.（梶原景昭・小泉潤二・山下晋司・山下淑美訳（1991）ローカル・ノレッジ：比較論的視点からの事実と法．In：ローカル・ノレッジ．岩波書店，pp.289-412）

Good, B. J.（1994）Medicine, Rationality, and Experience. Cambridge University Press（江口重幸・五木田紳・下地明友・大月康義・三脇康生訳（2001）医療・合理性・経験─バイロン・グッドの医療人類学講義．誠信書房．）

「角川日本地名大辞典」編纂委員会編（1979）角川日本地名大辞典 25・滋賀県．角川書店．

Katz, A. M. & Shotter, J.（1996）Hearing the Patient's 'Voice': Toward a social poetics in diagnostic interviews. Social Science and Medicine, 43(6); 919-931.（松澤和正抄訳・解説（1998）患者の声を聞く─診察における社会的詩学に向けて．（千葉大学）生命・環境・科学技術倫理研究，Ⅲ; 192-197.）

Kleinman, A.（1980）Patients and Healers in the Context of Culture. University of California Press.（大橋英寿・遠山宜哉・作道信介・川村邦光訳（1992）臨床人類学─文化の中の病者と治療者．弘文堂．）

Kleinman, A.（1988）The Illness Narratives. Basic Books.（江口重幸・五木田紳・上野豪志訳（1996）病いの語り─慢性の病いをめぐる臨床人類学．誠信書房．）

正岡子規（1901［1984］）墨汁一滴．岩波文庫．

中井久夫（1983［2001］）治療文化論─精神医学的再構築の試み．岩波書店．

野村純一・宮田昇・三浦佑之・吉川祐子編（1998）柳田国男事典．勉誠出版．

大岡昇平（1952［1954］）野火．新潮文庫．

岡安裕介（2018）心はいかに伝承されるのか：柳田国男の夢分析を手がかりに．伊那民俗研究，25; 47-69.

佐藤健二（1987）読書空間の近代─方法としての柳田国男．弘文堂．

佐藤健二（2015）柳田国男の歴史社会学─続・読書空間の近代．せりか書房．

樽味伸（2002［2006］）慢性期の病者の「素の時間」．In：臨床の記述と「義」─樽味伸論文集．星和書店，pp.23-42.

van Gennep, Arnold（1909）Les rite de passage. Emile Nourry（綾部恒雄・綾部裕子訳（2012）通過儀礼．岩波文庫．）

柳田国男（1910, 1926［1976］）遠野物語・山の人生．岩波文庫．

柳田国男（1914［1990］）巫女考．In：柳田國男全集 11．ちくま文庫，pp.305-415.

柳田国男（1930［1980］）蝸牛考．岩波文庫．

柳田国男（1934［1998］）民間伝承論．In：柳田國男全集 8．筑摩書房，pp.3-194.

柳田国男（1936［1998］）地名の研究．In：柳田國男全集 8．筑摩書房，pp.369-554.

柳田国男（1940［1998］）民謡覚書．In：柳田國男全集 11．筑摩書房，pp.3-237.

柳田国男（1942［1998］）方言覚書．In：柳田國男全集 13．筑摩書房，pp.3-208.

柳田国男研究会編著・後藤総一郎監修（1988）柳田国男伝．三一書房．

医療人類学——いのちをめぐる冒険

医療人類学のナラティヴ研究

その功罪と，認知症研究における今後の可能性

北中淳子 *

*慶應義塾大学文学部

I　日本におけるナラティヴ研究の功罪

　日本の医療人類学の確立において大きな役割を果たしたのが，ナラティヴ研究であることは間違いない。アーサー・クライマンの『病いの語り』をはじめ（Kleinman, 1988 ［1996］），医療人類学のナラティヴ研究が，特に医療関係者にもたらした衝撃は大きかった。医療経済的制約の下，じっくりと患者の話に耳を傾けることを容易に正当化できない医療者にとって，ナラティヴ研究は，単なるアネクドートとして無視されがちだった語りの重要性を示し，医療に内在するヒューマニズムを活性化させ，話を「聴く」ことの倫理性についてクリティカルに振り返ることを可能にしたのだ。

　ただし，日本での医療人類学はナラティヴに特化して紹介されがちであるがゆえに，この領域がもたらした革新性や，科学を相対化する認識論的視点が薄まってしまいがちであるようにも感じる。ここ数十年間，サイエンス・スタディーズとの緊張関係の中でグローバルに生み出されてきた医療人類学的研究——医療実践の現場のみならず，科学実験室に入り込み，その最前線での世界観の攻防を，病いの語りと併せて分析するようなエスノグラフィー——は，日本では未だ極めて少ない。たしかにナラティヴ論での素晴らしい研究は蓄積されつつあるが，その一般化に伴い問題も明らかになってきている。まず，決まったフォーマットに沿った（単なる）ケーススタディといった様相

の論文も増えてしまったように思う。筆者自身この大量生産システムに加担しているだけに悩む点だ。というのも，語り研究は，専門教育や臨床的訓練を経ずとも，比較的気軽にアプローチできてしまうからだ。「いい話」を集め，インタビュイーの語りの力に頼ることで，初学者でもそれなりに面白い論文が書けてしまう。それはたしかに，証言を集めアーカイヴしていくという点では意義のあることだろう。しかし，安易な共感に懐疑的で（Crapanzano, 1980 ［1991］），人道主義の矛盾に敏感であり（Fassin, 2011; Redfield, 2013），他者の共訳不可能性（incommensurability）と格闘してきた人類学の問題意識やその歴史性（Clifford & Marcus, 1986 ［1996］；Spivak, 1988 ［1998］；Povinelli, 2001）が，ほとんど感じられない論文も少なくない。さらに，個人の語りはどうしても，常識心理学的な個人の葛藤等のミクロ・レベルで分析されてしまいがちだ。それを歴史・政治・経済的文脈において構造的に理解するための長期間のフィールドワークや，慎重な翻訳の過程を保証するだけの時間的余裕はアカデミアでも急速に失われている。その結果，医療においてドグマ化されていくナラティヴ研究は，単なるヒューマニズム喚起の道具になり果ててしまいかねない。

　このような懸念は日本だけに限らないようだ。例えば 2018 年にアメリカ医療人類学会の賞を受けたハリス・ソロモンは，インドの肥満と糖尿病の急速な増加について，人々の伝統的な食生活が，

グローバル企業の侵略により徐々に変容していく過程を，台所での料理場面やスーパーでの買い物風景，ストリート・フードの詳細な民族誌から分析している。本書の興味深い点は，彼が「糖尿病」の民族誌を，診断が下りる医療現場から始めるのではなく，日々の生活から書き起こすことで，逆に「糖尿病」と呼ばれる現象が，いまだ未分化な状態から「病理」として立ち上がっていく過程を描き出したことだ。本の後半でソロモンは，クリニックにおける一見ありきたりの医療人類学的記述から始め，それをパロディ化することで硬直化してしまったこの領域の問題点を浮かび上がらせている（Solomon, 2016）。

狭義の学問領域を超えて影響力を持ち始めたがゆえに，理論的・方法論的斬新性を失いつつある医療人類学に対する危機感は，グローバルに高まっている。数年前のアメリカ人類学会における医療人類学者の集まりでも，代表的な研究者達が安易なナラティヴ研究はもうたくさんだ，「患者の語り」は封印すべき時期に来ているのではと議論していたことを思い出す。人類学の根源的問題意識に戻らなければ，この領域が理論的に先細りしていくのではとの懸念を多くの研究者が共有している。

ナラティヴ研究の存在意義があらためて問われていることの背景には，医療人類学者がかかわらずとも，医療において，語りがすでに広く市民権を得始めているということ，さらにさまざまな病の当事者が自ら語ることのできる場が急速に増えつつあるという，時代の変遷もあるだろう。筆者が 1990 年代末からうつ病の調査を行っていた際，製薬会社の支援による自助グループの立ち上げに関わってほしいとの依頼を受けたが，当時は日本でも，精神科の自助グループの語りを用いる新たなマーケティングが展開され始めた時期だった。こういった動きに対して（筆者も含めて）医療人類学者は懐疑的になりがちだが，欧米の当事者団体の中には，製薬業界と積極的に結びつき，患者の語りをも提供することで研究を促進し，啓発活動をよりダイナミックなものとして展開している

例も多々ある。さらに当事者自身が，研究者という仲介者の手を借りずとも自らの手で語りを発信し始めていることは重要だ（石原，2013）。アカデミックな語り研究の社会的影響力の小ささを考えると，むしろこういった形での語りの広がりのほうが，社会を変えていくためにはより効果的だとの議論もあるだろう。バイオロジカルな研究と当事者の語りの両輪さえあれば十分ではないかとの声もある中で，今後医療人類学的語り研究が発展していくためには何が必要なのか，本領域の古典的研究に立ち戻ることで考えてみたい。

Ⅱ　ナラティヴ研究が当初もっていた意味

そもそも，医療人類学においてナラティヴ研究はどのように台頭し，何を目指してきたのだろうか？　これについては江口論文（例えば，江口ほか，2006；江口，2016）をはじめすでに多くが書かれているので，ここでは短く論じる。1970 年代にナラティヴ研究が試みられるようになったとき，それが第一に乗り超えようとしたのは，生物学的還元主義のもとに，病の意味を，主観から客観へ，心から身体へ，病む人から医師（専門家）へとシフトしてきたバイオロジー的な生物医学の人間観であったことは間違いない。ただし，同様に重要だったのは，ナラティヴが，ドグマ化していた当時の精神分析的視点に対する反論でもあったという事実だ。

日本では圧倒的な少数派であり続ける精神分析は，バイオロジーに対して，しばしばより良心的で人道的な営みとして描かれがちである。しかし，名門大学の精神医学教室の大部分が精神分析派で占められていた 1970 年代までの北米では逆に，そのお家制度的な訓練とドグマティックな教義は，医師の間にもかなりの閉塞感を生み出していた。自己を最もよく理解しているのは患者自身ではなく，（無意識の暗号を解読できる）専門家であり，専門家の解釈を疑うこと＝無意識の抵抗として際限なく否定することが可能な（＝反証可能性に閉ざされた），精神分析独特の語りの構造は，医師－患者間の権力関係を固定化するものだった。

内面性を支配するだけに，バイオロジーよりもさらに巧妙な支配装置として機能したのだ。

この精神分析支配に1970年代に異議申し立てを行ったのが，ネオクレペリン的精神医学を標榜するバイオロジーの一派と，彼らが1980年に刊行した精神科診断マニュアルDSM-IIIである。精神医学は密室で行われる秘匿的知ではなく，理知的な議論に開かれた科学知であるべきだとするバイオロジー派の主張は，単なる科学論争を超え，当時の市民運動を背景とした民主的「文化」としての説得力を獲得していった（この歴史的経緯については，Kirk & Kutchins, 1992; Herman, 1995; Luhrmann, 2000等参照）。バイオロジーと並んで，精神分析を超えるもう一つの方法として生まれたのが，ナラティヴ研究であり，市民の声，消費者の声，患者の声を医師との対抗軸として確立することに大きく寄与した。第一世代の医療人類学は，語りの多重性や相互作用性，語りが生じる社会的文脈，さらには語る者と語られる者の間の政治的権力性も含めて分析する方法を導入することで，医療現場における患者の語りに市民権を与えたのだ（ただし，クライマンのナラティヴ研究に関して当初人類学内で勃発した理論的論争については，Taussig, 1980; Young, 1982aを参照。この時の議論は，現在の問題点を予見している）。

特に重要なのは，この潮流が患者の語りのみならず，科学さえも絶対的真理ではなく，ある種の「語り」として相対化する視点につながったことだ。ロバート・バレットは，統合失調症の患者にホーリスティック（全人的）ケアを提供することを目指した病院における日常的診療やケースコンファレンスを，会話分析と歴史的資料を用いて詳細に検証している。精神医療の専門家の語りそのものが，患者を他者化する語彙で溢れており，豊かな病いの経験を「病理」に還元するだけでなく，彼らに「精神病患者」としてのアイデンティティを内面化させるような対話構造となっていることを明らかにしている（Barrett, 1996）。アラン・ヤングは，ベトナム戦争からの帰還兵を看るアメリカ軍の病院において，精神分析的なトラウマの語りがいかに，患者のみならず専門家自身をも説得することに見事に失敗しているかを描きだしている。それにもかかわらず，患者は苦しい人生に意味を見出すだけでなく障害者年金を獲得するための手段として，またスタッフは専門家としての権威と収入を保持する装置として，この語りを再生産していく。科学が目指す中立性や客観性とは程遠くとも，「幻想の調和」が維持されていく戯画的状況を描きだすことで，科学（的医療）は真空に存在するものではありえず，常にさまざまな欲望や社会的要請，政治的交渉の中で実践されるものだという事実をヤングは明らかにする。さらに，トラウマをめぐる語りは，北米の特殊な政治的文脈を超えて普遍化され，世界中の医療現場や，司法制度，災害の国際支援の場での共通言語として拡がる過程で，その不確実性を徐々に消していく。トラウマの語りで自らの過去を捉え直し，自己意識を変容させていく新たな人々の層も誕生する（Young, 1995 [2001]）。語りの政治性と，そこに絡み取られていく人々が置かれた歴史的状況を描き出すことで，医療人類学は，臨床に寄り添った語り研究とも，また「当事者の声」を支援する運動論とも異なる，政治的・歴史的分析と，科学医療相対化の方向性を獲得していったのだ（Young, 1982a, 1982b）。

このような医療人類学における語り研究の多重な系譜を考えると，人類学の相対主義的視点を保持するためには，単に患者の語りを集めることに終始するのではなく，科学医療やその先端技術がいかに人々の自己理解を変容していくのかを問う研究が今後ますます重要になってくるように感じる（波平，1990；宮地，2005；美馬，2007；柘植，2012）。今年のアメリカ人類学会での基調講演を行った医療人類学の大御所，エミリー・マーティンがその古典的名著『女性の中の身体（*Women in the Body*）』で明らかにしたように，（科学的）医療の語りは，全ての人々に均等に届き，同様の影響を与えるわけではない。彼女がインタビューした中産階級の女性達は見事なまでに，（当時の）科学医学に忠実な語りを内面化していたが，労働

者階級の女性達はそれからはより自由（もしくは疎遠）であり，それが彼女らの出産の体験を大きく変えていた（Martin, 1987）。もう一人の大御所マーガレット・ロックは，日本とカナダの更年期世代の女性の語りを比較することで，その社会的経験が大きく異なっていることを描きだすと同時に，疫学的方法論を援用することによって，更年期障害の生物学的経験（症状）自体が，決して普遍的ではないことを明らかにした。この仮説生成的な語り研究と，仮説検証的な疫学研究を併用することで，ロックの研究は人類学をはるかに超えた影響力を持ち得た。その後長期間にわたり，老年医学や婦人科医学，国際保健の領域で，ローカル・バイオロジー（食生活や生活様式，環境によって生物学的身体自体が異なる可能性）をめぐるクリティカルかつクリエイティヴな論争を生み出したのだ（Lock, 1993 [2005]）。

このような学問の歴史を振り返るならば，日本のナラティヴを志向する人類学者が今後行える研究の幅や，医療との共同研究の可能性はさらに広がるように思う。また，現在製薬業界支援で生み出されている患者の語りや，当事者運動が推進する語り研究では十分でない点があるとすれば，ナラティヴの救済的な力のみならず，病の語りがいかに商品化され，消費され，それ自体が医療化への欲望を産み出し，自己をエンパワー／病理化していく権力性を帯びていくかの過程を構造的に分析する視点であるように思う。当事者の語りが製薬業界の美しいパンフレットにフィーチャーされ，人道的かつ救済的なメッセージが，グローバルに展開される際，人々の自己意識はどう変容していくのだろうか（Dumit, 2012）。このような視点は，その渦中にある人々が必ずしも意識するものではなく，たとえ関心があっても分析するだけの時間や余裕がないことも多いため，人類学が貢献できる部分は多い。さらに最近，ナラティヴ研究に関わる日本の若手研究者からしばしば聞くのは，どうしても語れる者，語るだけの強さや言語を習得した人々に焦点が当たりがちで，その背景に存在する無数の，そう容易に語れない人々，そもそ

も語ろうとさえ思わない人々の声が不在のままではないかとの懸念だ。一部の人の経験に基づいた，標準化された語りや，リジッドな医学的診断名に人々が自らを合わせていくことで，かえって自己理解が貧困化していくことを懸念する当事者・医療者も少なくない（この点については当事者研究での議論も参照：石原，2013）。ライフヒストリー研究の時代から，人類学は支配的語りによって沈黙させられる人々，容易に理解できない人々の語りを翻訳することこそを目指してきた学問である（Crapanzano, 1980 [1991]）。語り研究が盛り上がりを見せる今こそ，この点を再確認し，より意識的に目指すべきなのかもしれない。

Ⅲ　認知症と当事者運動

異なる語りの攻防や,「語り」のもつ政治性は筆者自身が直面している問いだが，それを考えるきっかけになった場として——さらには「共訳不可能性」について医療者や当事者が真剣に議論を戦わせている領域として——現在筆者がかかわっている認知症の当事者運動と（精神）医療について少し論じてみたい。精神科医達は，圧倒的な他者として表象されることの多い精神病者，必ずしも容易に語ることのできない人々の声をどう理解し，どう表象すればいいのかという，ナラティヴ研究を担う研究者とまったく同じようなことで，悩み，葛藤しながら臨床を続けてきた。これらの問題意識は特に，雄弁に語ることのできる（特に豊穣な語りを医学に提供してきた）統合失調症患者との関係で耕されてきたものだが，その伝統は現在認知症臨床の現場にも引き継がれている。少し前まで，メディア等でも重篤な「認知症患者」のみが典型的イメージとして表象されることが多く，もはや話が通じなくなった人々，異なる世界に生きる人々として，その共訳不可能性のみが強調されてきた人々の声を回復するために，どういった試みが始まっているのだろうか？　特に病状の進行が，語ることを徐々に難しくしていくこの病において，容易に語ることのできない人々の声に，彼らはどう向き合っているのだろうか？

1．精神病理学・精神療法的アプローチ

　共訳不可能性を乗り越えるアプローチを認知症臨床の中で探ってみると，時代的に主として３つの異なるアプローチが浮かびあがってくる。第１は，1980年代以降に隆盛した精神病理学・精神分析的アプローチだ。20世紀前半から精神病理学者は，一見意味のわからない妄想に耳を傾け，その裏にある病者の思いや葛藤を解釈し，複雑な内面性を推測することで，精神病者の人間性を回復しようと試みてきた。この伝統に基づいて，竹中星郎（1996）や小澤勲（1998）らは，認知症の人々の妄想の解釈を試み，例えば物盗られ妄想を語る女性の語りに潜む心理力動についての分析を行っている。彼らは，物盗られ妄想を訴える当時の高齢女性たちが，盗ったとして糾弾する対象が，なぜ嫁や娘といったもっともお世話になっている相手なのかを問うた。そして被害妄想の裏に，迷惑をかけて申し訳ないという負い目や感謝の気持ちと，依存しなくては生きていけないことの情けなさ，依存したくない，まだ自分はできるのだという自負心といった複雑な感情が存在することを論じたのだ。当時「わけのわからない」ことをいう非合理な存在として扱われていた認知症の人々の語りの裏に，両義的な感情と複雑かつ豊かな内面性が存在することを家族に説明することは，ケアの関係性の再構築にも大きく役立った。さまざまな機能が失われ，混乱が深まる中でも自分なりの意味を見出し，必死に生きようとする人々として彼らを描くことで——語る主体としての認知症の人々の言葉を翻訳し，共感を可能にしたという意味において——精神病理学的アプローチが認知症ケアの新たな領域を切り開いたことの意味は大きい。

　精神病理学・精神療法的アプローチによる翻訳のもう一つの特徴として，老いに関する日本の文化的・宗教的言説とも接合させることで，認知症像を脱病理化する視点を，医療に回復した点が挙げられる。例えば最近のDementia Japanでも，高橋幸（2018）はぼけた老人の言葉は，アイヌの間で神聖な言葉とみなされ，"問題行動"も決して病

理ではなく，周囲の者が聖なる言葉の意味を正しく理解しなかった結果の正当な怒りと考えられていたことを述べ，老いを単に病理化することで失われてしまったものの大きさについて論じている。このような宗教的視点は欧米でも繰り返し語られており（McLean, 2007），老年学者 Lars Tornstam も gerotranscendence という言葉で老人が獲得する超越性を概念化しているが（三村，2018），これは日本でも認知症ケアが言われ始めた当初から，医師らにとって重要な視点だった。例えば竹中（1996）は，能といった古典芸能の世界で老いがもたす円熟と聖なるものについて論じ，小澤（1998）は，湯あみをしていた認知症末期の老女の体がふと軽くなった瞬間に感じた聖なるものとの邂逅について語ることで，彼らを「生き仏」として捉える視点をケアの現場に蘇らせている。2010年代以降は，一般のメディアでも，『ペコロスの母に会いに行く』といった漫画（岡野，2012）やそれに基づいた映画で，認知症による記憶障害を一種の浄化作用——辛い思い出も人間関係のさまざまな葛藤もすべて忘れ，和解を可能にする悟りの境地——として描きだす視点が，一般化されつつある。語りえない言葉を拾い上げ，言葉にならない思いに言葉を与え，そこに本人さえも気が付かない集合的意味やケアの可能性を耕すという意味で，このような語りはまさに治癒的，救済的なものとなり得るだろう。ただし，これは本人の断片的語りに対して，専門家がその気持ちを慮り，語りに隠された意味を解読し，時にロマン化することによって，彼らの人間性・主体性を回復するという構造となっており，そこに立ち現れるのは，従来の語る側・語られる側の表象の政治学に閉じ込められた沈黙の認知症者でもある点には，問題が残る。

2．脳神経科学的アプローチ

　認知症を病む人々に対する精神分析的な翻訳で，共訳不可能性を超えようとする方法に対して，最近，特に当事者研究にかかわる医師達の間で台頭しているのが，脳神経科学的ナラティヴを用いたアプローチである。これは，1990年代から世界的

に影響力を持ち始めた神経科学的自己論に基づいたものではあるが（Rose, 2007［2014］; Pickersgill & Van Keulen, 2011; Rose & Abi-Rached, 2013），その背景にはオリバー・サックスといった神経内科医が生み出した，精神病理学とは異なる形での，ヒューマニスティックな「病いの語り」の伝統の影響も垣間見える（Sacks, 1995［2001］）。その新しさは，第1に，それまでどちらかというと専門家の客観的な語り——冷徹で理性的であるがゆえに，患者の経験の語り，主観的語りとは対極にあるものとして，二項対立的に捉えられがちなもの——であったバイオロジーを，患者視点で語り直した点，第2に，それを当事者との共同作業として行う点にある。認知症の病理現象を神経科学的な異常として捉え直し，そこで生まれるさまざまな症状を，当事者自身の言葉で捉え直そうとすることで，心理学的な共感に訴えかけるのではなく，認知的に異なる世界を想像することを目指すものであるのだ。

　例えば当事者運動にも尽力してきた医師達が集結した『認知症医療』をみると，錯視や幻視が起こるメカニズムが医学的に解説されたうえで，それを経験しながら生きることはどういう体験なのかについての当事者の証言が連ねられている（木之下，2014）。最近VR（Virtual Reality）を用いて，例えば車から降りようと踏み出す一歩が，実は高層ビルから飛び降りるかのような恐怖として感じられている認知症当事者の経験を，リアルに追体験する試みがなされている。神経科学的説明に当事者の語りをあわせて新たな共感を可能にする脳神経科学的アプローチは，語りを通じて，感情と認知をつなぐ新たな試みとしてより注目されていい。当事者は認知症医療の有効性の証言者としても，従来の医療的枠組みの限界や，誤ったところに力点が置かれた共感のずれについて多くを教え始めてくれている。彼らが単にエビデンス（客観）に対抗するナラティヴ（主観）を産み出す存在としてのみならず，科学的理解を深める主体として，科学知の生産現場に参加していく方法としても，当事者視点の新たな「現象学的症候学」の

誕生として，このような医療との共同作業は大きな意味がある。

3．エコロジカル・セルフ

　さらに，認知症当事者による「現象学的症候学」の面白い点は，当事者自身の語りが，医療を超えて，技術革新を目指す産業界でも影響力を持ち始めている事実だ。語りだした認知症者は，もはや単なる患者ではなく，（今後老いれば誰にでも起こり得る）脳障害の経験についての体験的知を持つことで，普遍的知と，特権的立ち位置を得た専門家にもなり得る。以前，医学書院の敏腕編集者，白石正明さんから，認知症の当事者の方が技術系の科学者たちのところで話していると，「認知症ならではの不思議な世界について教えてもらいたい」という趣旨で呼ばれているためか，医学の学会で話しているときよりもはるかに生き生きしているのだという話を聞いたことがある。医療はどうしても，患者さんという上から目線で捉えてしまいがちだが，こういった科学の場では対等どころか，むしろ特別な知を獲得したエクスパートとして扱われるので，はるかに楽しそうなのだと。彼らの描き出す世界は，まるで『不思議の国のアリス』のような魅力を持っており，異次元の時空間を生きることの恐怖とともに，その不思議さや新たな可能性についても思いを馳せることを容易にする。より便利な家電や，住みやすい住宅，都市計画を考えている技術者にとってはまさに知の宝庫であるのだ（民俗学の視点からの同様の議論は，六車（2012）を参照）。

　さらに今後，常に進化していく環境との相互作用に着目し，そのインターフェイスの経験の語りに基づいて彼らの障害の多くを非障害化することも夢ではない。スマートフォンが私達の記憶を外付けメモリーとして肩代わりし，ウィキペディアが知識の貧困さを補ってくれる現在，従来の，個人の内に奥深く秘められた存在として理解されてきた内面的「自己像」そのものが，すでに古臭いものなのかもしれない（Whitemash, 2017）。そしてこのような語りこそが，認知症者をエコロジカル

な自己（ecological self）として捉える想像力へと繋がっていくのかもしれない（Matthews, 1991）。今後は技術発展に伴う新たな翻訳方法と，複数のメディアを用いることで広がるナラティヴ研究のさらなる可能性についても考える必要があるだろう。そして，そのような異なる人間像を耕すような語りを，クリティカルに検証しつつも，その想像力を産み出すこと——さらにはそれを科学の知に還元していくこと——で，医療人類学は従来の共訳不可能性を超えるだけの言語を生み出すことができるのかもしれない。

謝辞：本研究は科研費基盤B（JP16H03091）と基盤C（16KT0123）の助成を受けている。リサーチ・アシスタントの小林尚矢君にも感謝を申し上げたい。

文　献

Barrett, R. J. (1996) The Psychiatric Team and the Social Definition of Schizophrenia: An Anthropological Study of Person and Illness. Cambridge University Press.

Clifford, J. & Marcus, G. E. (1986) Writing Culture: The Poetics and Politics of Ethnography: A School of American Research Advanced Seminar. University of California Press. （春日直樹・足羽與志子・橋本和也ほか訳（1996）文化を書く．紀伊國屋書店．）

Crapanzano, V. (1980) Tuhami: Portrait of a Moroccan. University of Chicago Press. （大塚和夫・渡部重行訳（1991）精霊と結婚した男——モロッコ人トゥハーミの肖像．紀伊國屋書店．）

Dumit, J. (2012) Drugs for Life: How Pharmaceutical Companies Define Our Heath. Duke University Press.

江口重幸・野村直樹・斎藤清二編（2006）ナラティヴと医療．金剛出版．

江口重幸（2016）文化と病いの経験．In：鈴木晃仁・北中淳子編：精神医学の哲学2——精神医学の歴史と人類学．東京大学出版会，pp.134-160.

Fassin, D. (2011) Humanitarian Reason: A Moral History of the Present. University of California Press.

Herman, E. (1995) The Romance of American Psychology: Political Culture in the Age of Experts. University of California Press.

石原孝二（2013）当事者研究とは何か——その理念と展開．In：石原孝二編：当事者研究の研究．医学書院．

木之下徹専門編集（2014）認知症医療．中山書店．

Kirk, S. A. & Kutchins, H. (1992) The Selling of DSM: The Rhetoric of Science in Psychiatry. de Gruyter.

Kleinman, A. (1988) The Illness Narratives: Suffering, Healing, and the Human Condition. Basic Books. （江口重幸・上野豪志・五木田紳訳（1996）病いの語り——慢性の病いをめぐる臨床人類学．誠信書房．）

Lock, M. (1993) Encounters with Aging: Mythologies of Menopause in Japan and North America. University of California Press. （江口重幸・山村宜子・北中淳子訳（2005）更年期——日本女性が語るローカル・バイオロジー．みすず書房．）

Luhrmann, T. M. (2000) Of Two Minds: The Growing Disorder in American Psychiatry. Knopf.

Martin, E. (1987) The Woman in the Body: A Cultural Analysis of Reproduction. Beacon.

Mattews, F. (1991) The Ecological Self. Routledge.

McLean, A. (2007) The Person in Dementia: A Study in Nursing Home Care in the US. University of Toronto Press Higher Education.

美馬達哉（2007）「病」のスペクタクル——生権力の政治学．人文書院．

三村將（2018）巻頭言　生かされている．精神神経学雑誌，120-12; 1053-1053.

宮地尚子（2005）トラウマの医療人類学．みすず書房．

六車由実（2012）驚きの介護民俗学．医学書院．

波平恵美子（1990）病と死の文化——現代医療の人類学．朝日新聞社．

岡野雄一（2012）ペコロスの母に会いに行く．西日本新聞社．

小澤勲（1998）痴呆老人からみた世界．岩崎学術出版．

Pickersgill, M. & Van Keulen, I. (2011) Sociological Reflections on the Neurosciences. Emerald.

Povinelli, E. A. (2001) Radical worlds: The anthropology of incommensurability and inconceivability. Annual Review of Anthropology, 30; 319-334.

Redfield, P. (2013) Life in Crisis: The Ethical Journey of Doctors without Borders. University of California Press.

Rose, N. & Abi-Rached, J. M. (2013) Neuro: The New Brain Sciences and the Management of the Mind. Princeton University Press.

Rose, N. (2007) The Politics of Life Itself: Biomedicine, Power, and Subjectivity in the Twenty-First Century. Princeton University Press. （檜垣立哉監訳，小倉拓也・佐古仁志・山崎吾郎訳（2014）生そのものの政治学——二十一世紀の生物医学，権力，主体性．法政大学出版局．）

Sacks, O. (1995) An anthropologist on Mars. Picador. （吉田利子訳（2001）火星の人類学者——脳神経科医と7人の奇妙な患者．ハヤカワ文庫NF.）

Solomon, H. (2016) Metabolic Living: Food, Fat and the Absorption of Illness in India. Duke University Press.

Spivak, G. C. (1988) Can the subaltern speak? In: Nelson, C. & Grossberg, L. (Eds.): Can the Subaltern Speak? Reflections on the History of an Idea. University of Illinois Press, pp.21-78. （上村忠男訳（1998）サバルタンは語ることができるか．みすず書房．）

高橋幸（2018）認知症の人とともに生きる．Dementia Japan, 32; 89-98.

竹中星郎（1996）年精神科の臨床——老いの心への理解とかかわり．岩崎学術出版社．

Taussig, M.（1980）Reification and the consciousness of the patient. Social Science and Medicine, 14B; 3-13.

柘植あづみ（2012）生殖技術―不妊治療と再生医療は社会に何をもたらすか．みすず書房．

Whitemash, I.（2017）Personal Communication (via email).

Young, A.（1982a）The anthropologies of illness and sickness. Annual Review of Anthropology, 11; 257-285.

Young, A.（1982b）Rational men and the explanatory model approach. Culture Medicine and Psychiatry, 6; 57-71.

Young, A.（1995）The Harmony of Illusions: Inventing Post-Traumatic Stress Disorder. Princeton University Press.（中井久夫・下地明友・内藤あかねほか訳（2001）PTSD の医療人類学．みすず書房．）

医療人類学——いのちをめぐる冒険

東日本大震災後に原発事故被災地に移住した精神科医の当事者研究

堀　有伸 *

*ほりメンタルクリニック

I　はじめに

「エビデンス」と対照させて使われる時の「ナラティヴ」には，専門分化が進みすぎた科学や医学を，生活の実感をともなうものへと救済してくれるのではないかという期待がある。そしてそれは，あらゆる理論を語りたがる専門家の居心地を悪くさせる。

しかし，私のように精神科医としての生活が長くなってきている場合には，日常生活における思考のすみずみに，精神医学の専門用語が入り込んでいる。その場合，自分が好んで用いてきた精神医学の理論は，自分のアイデンティティの一部となっているし，苦しい状況を「理論があるから生き延びることができた」とまで感じる存在となっている。

私は 1972 年に東京で生まれ，1997 年に医学部を卒業し，その後東京や埼玉のいくつかの病院で精神科医として勤務した。2011 年には，都内の某大学病院に勤務していたのだが，東日本大震災が起り，何回か被災地に足を運ぶ機会に恵まれた。そして，2012 年の 4 月から原発事故の影響が強い被災地で暮らし，現在はそこでメンタルクリニックを開業して生活している。現在に至るまで，さまざまな機会に被災地の様子を報告する機会があった。しかしながら，自分自身に起きた変化について記録しておくことにも，精神医学に興味の

ある人には役立つ部分があるのではないか，と考えた。6 年の間に結構自分の価値観や考え方が変わったと思う。

II　エビデンス

正直に言うと，震災以前の私は「エビデンス」の考えを精神医学に適応することについて半信半疑で，警戒する気持ちが強かった。人の心の複雑で微妙な機微に関心が強かったから精神科医になったのだが，精神医学における「エビデンス」を求める姿勢が，人の心に関わる現象を過度に単純化しているように思えたからだ。

そんな私だが，被災地で過ごした年月の中で「エビデンス」を大切なものと考えるように変わった。それには，「放射線の直接的な健康被害が，被災地の人々の上に現れるかどうか」という問題に，当事者として関わるようになったことが大きなきっかけだった。2012 年の 4 月に福島県南相馬市に移住した頃には，今ほど放射線の低線量被ばくが与える健康影響についてのデータがなかった。普通に暮らしていても，側溝の水がたまっている場所や，ベリー類や山菜などの放射線量が高くなりやすい食材を目の前にすると，健康への不安を感じた。そんな時に，南相馬市立総合病院から，市民を対象とした WBC（whole body counter）を用いて放射線の内部被ばくを調査した論文が報告された（Tsubokura, M. et al., 2012）。その内容は，

調査が開始された最初の数カ月を除いて，ほとんどすべての市民の内部被ばくが機械の検出下限以下というものだった。時折放射性セシウムが検出される人がいたが，その人々は未検査のキノコやイノシシを食べるなど，かなり極端な食生活を送っていたことが分かった。その論文の内容を知ったときに私は，本当に心の底から安心する感覚を持った。逆に，安心した自分の心を観察して，「抑えていたけれど，内心はずいぶんと怖くて不安だったのだ」と理解できた面がある。とにかく，自分が生活している場所がそれほどに危険ではないと示してくれたエビデンスから，深い慰めを与えられた。世の中にはもちろん，数値化されないこともたくさんある。しかし数値化して明確にできるものについては，そのような調査を行って結論を出し，次に進めるようにするべきであると，考えが変わった。「エビデンス」そのものを敵視していたような私だったが，今では「良いエビデンス」が示されていることは，大変貴重で重要なことだと考えている。

もちろん，被災地における放射線の影響について，他の考えや印象を持つ人もたくさんいるだろう。私の意図は，そういう「ナラティブ」を否定することではない。しかし今回は，「私がそう感じた」という内容を報告させていただきたいと思う。

Ⅲ　認知行動療法について

以前の私は，認知行動療法についても，人の心を定式化する傾向が強いような気がして好きになれなかった。しかし，被災地でPTSDの問題と取り組むようになり，治療技法としてのエクスポージャー（曝露）を経験したことで，その考えにも変化が生じた。

移住後半年ほどして，あるPTSDの入院患者さんを担当した（堀，2018）。本人も津波で生命の恐怖を感じたし，友人も津波で亡くなった。そして，その友人の死について，「自分の責任ではないか」と悩まざるをえないエピソードがあった。震災後に被災地では人口が減少し，残された労働現場はどこも人手不足になっていた。その患者さん

も，自分の心の傷については周囲から省みられることもなく，過労な労働環境に追い込まれ，働きが不十分であるという厳しい批難にくり返しさらされた。そのような時間が経過していった中で突然，本人が異常な言動を示し，当時私の勤務していた病院に運ばれて入院となった。

その方が体験していた内容は，悲しみや罪悪感といえばそうなのだが，そういった言葉が普通に表す意味を超えていた。亡くなった方が，自分への強い恨みを抱いている，そういう確信。それすらも超えて，具象的に，海から伸びてきた腕が自分をとらえて引きずり込もうとする夢やイメージがくり返し現れる，そのような体験だった。

この方への治療的な対処は，入院させることで「何とか行うことができた」というのが実感だった。精神科における入院治療は，強力である。精神科病棟については，その管理的で抑圧的な面が強調されることが多いが，決してそれは否定的なだけのものではない。生活全般が精神症状に強く影響される状態になった患者さんにとっては，バラバラになりそうな自分のこころを受け入れて包んでくれる一つの容器として精神科病棟が働くことがある。その患者さんは，入院で改善した。

その後に私はクリニックを開業した。そして，上に紹介した患者さんと同様の深い病態を示すPTSDの患者さんを，原則的には外来で治療しなければならなくなった。その中で出会ったのが，PTSDに対する認知行動療法の一つである，持続エクスポージャー（Prolonged Exposure; PE）法だった（Foa, E. et al., 2007）。病院を退職してから開業するまでの時間に余裕があった期間に，4日間のPE法の講習を受けたのだが，その内容にとても強い衝撃を受けた。トラウマ記憶については，職業生活の中で「できる限り大切に慎重に」扱わねばならないと学んでいた。ひょっとしたら，トラウマについて扱うことに慎重すぎるようになっていたかもしれない。しかしPE法を学ぶことで，適切な準備（たとえばトラウマ反応についての心理教育や，呼吸法などの不安への対処法の指導）を行った上で，きちんと定められた手順に則

って行うのならば，治療者はかなり大胆にトラウマ記憶を扱うことができるようになるし，それによって治療効果もあがることを知った。最終的にPE法での治療実践は，トラウマ記憶の中のもっとも恐怖を強く引き起こす場面をくり返し思い出して語るところにまで達する。私にとっては精神科医としての治療観が揺さぶられた体験だったが，それでもPE法はトラウマ記憶を「できる限り大切に慎重に」扱うという原則と矛盾していなかった。私が参加した研修会では，PE法の治療効果について「エビデンス」が豊富にある治療であることが説明され，個別の具体例の録画記録の供覧があったことも，印象的であった。

その後，実際に症状の強いPTSDの患者さん達と，自分のクリニックで出会うことになった。2018年11月現在でも，震災関係のPTSDで未治療のまま経過していた方々が，震災後多くの時間が経過した後で症状が顕在化して，初回治療のために受診されることがある。もちろん外来で対応が難しい場合には入院できる病院へ紹介しているが，そうでない場合で可能な時には，PE法を自分のクリニックで実施している。そして「トラウマ記憶を，こちらが指示して，何回も思い出して語ってもらう」（もちろん適切な手順を踏まえて）ことが，症状の改善につながることを眼前にした。今まで信じていた治療観に反する内容だったのだが，エビデンスを示され，実際に信頼に値する先輩の治療者を複数目にして，それを受け入れることができた。

IV　スプリット（split）

それほど「エビデンス」や「認知行動療法」を警戒していた被災地に移住する直前の私が，どのような精神医学の理論に傾倒していたかというと，クライン派の精神分析（Hinshelwood, R.D., 1994）と，その理論を集団や組織の問題に適応することだった。クライン派の理論体系のなかで重要なものとして，原始的防衛機制の一つであるスプリットをあげることができる。境界性パーソナリティ障害の解説などでこの言葉をみかけたことのある

方も，多いかもしれない。同じ対象について，「好きだけど嫌い」のような矛盾した感情を向ける，感情の両価性（ambivalence）と同じようなものと理解している人もいるだろう。しかし両価性であるならば，自分が抱えている矛盾について自覚し，そのことに葛藤を感じて意識的に悩み苦しむことが可能である。それと比べるとスプリットは，同じ対象に矛盾した感情を向けるという点では共通しているのだが，その有り様がより徹底している。こころの中に，ある対象をすべて良いと感じる体験と，すべて悪いと感じる体験の両方がたしかに存在しているのだが，その2つの体験はまったく分裂したままで混ざることがない。ある時間には同じ対象が素晴らしく好ましいものに感じられ，別の時にはそれが忌まわしく唾棄すべきものに感じられる。そのような矛盾した思いを向けられた対象は，非常に困惑せざるをえないのだが，そのようなスプリット（分裂）の存在は本人には意識されることがない。無意識的な心の働きなのだ。当事者は，そのような自分の矛盾に気がつくことも悩むこともできない。クライン派の理論によると，乳幼児の心の有り様は，そのような「良い母」と「悪い母」と，それぞれと一体化している「良い自分」と「悪い自分」にスプリット（分裂）していて，パーソナリティ障害と診断されるような人では，このスプリットが心の中に強く残存している。このような理論的な説明は，「ナラティブ」から遠いものと感じられるかもしれない。しかし，私は自分が受けた訓練によって，この「スプリット」のような内容を，自分や自分の周囲に実際に起きていることとして体験できるようになっていた。そして，私が被災地で過ごした6年弱の時間は，自分の中のこのスプリットに，より徹底して気がつく苦しい期間でもあった。

私が原発事故被災地で活動していて，自分の中のスプリットを一番強く自覚したのは，「東京電力」についての自分のこころの動きを観察した時だった。移住後に何回か，福島第一原子力発電所や第二発電所に出かけ，東京電力や協力企業の方で実際に事故への対応を行い，その後も廃炉の作

業に従事した方々の話を聞く機会に恵まれた。聞き取った体験の数々は，筆舌に尽くしがたいものであった。自分たちが磨きあげてきた原子力の技術と実績への誇りが，これ以上ない形で崩れ去った絶望感。地域社会に対するどうしようもない罪悪感。死の危険を意識しながら，そして劣悪な環境に耐えながらの長期にわたる，そして現在も継続している事故後の対応。自らも地域住民として被災した痛みを負いながら，それを隠して他の一般の地域住民からの怒りや批難をすべて受けなければならない苦しさ。そして，その方々の奮闘努力が無ければ，事故の規模がさらに拡大していたことは間違いなく，またその後の廃炉の作業もありえないという事実。そのことに無関心で，当事者意識を欠いた批判を，現場で作業する人々への負担がかかるのを顧慮することなく行い続けるように見える都市のインテリ層。しかし，その「都市のインテリ層」の姿は，東京にいた頃，あるいは福島に来た直後の私の姿だった。東京電力を含めた「原子力ムラ」の欠点を見つけてはそれを指摘し，それを聞いて喜ぶ人に囲まれて，「現地の情報」を提供して喜ばれることで悦に入っていた。そんな私が，「すべて悪」と考えていた東京電力関係者の中に，自分にとって「善」と感じられるものを見つけたことの狼狽。福島第一原子力発電所の現場で作業していた人たち，その同じ対象について，「すべて善」と考える心と，「すべて悪」と考える心の両方を向けて，その矛盾をまったく意識できていなかった自分のことが，明確に意識的に考えられるようになった。まさに，これがスプリットだった。そのような自分の中のスプリットに気づき，拒絶したくなるのに耐えて考え，自分の考えや行動を再構成していくのは，痛みと苦しみをともなう，行ったり来たりしながら徐々にしか進まないプロセスだった。本当はそんなこと，認めたくなかった。

考え直してみると，私の中のスプリットは，東日本大震災が起る以前から「精神科病院」および「精神科病棟」をめぐって問題になっていた。しかし，私は，福島にきて別の形でその課題に直面するまでは，それに対して十分に自覚的になっていなかった。

私の職業生活の半分以上は，精神科病院の病棟医として勤務したものである。特に30代前半で5年間勤務した病院では，患者さん本人も周囲も，入院をして生活全般を管理してもらう不自由さと安逸さに慣れきってしまい，自ら社会にかかわろうとする意欲が失われてしまう長期入院の患者の「施設症」の問題に取り組んだ。その時に用いたのが，治療共同体という理念を目指して，ミーティングを頻回に開催しながら病棟や病院全体の運営を行う集団精神療法の技法だった。集団も無意識を持っていると考え，そのことを解釈したり介入したりしながら関わりを継続していく実践だった（鈴木，2014）。

治療共同体の理念に従うならば，そこにかかわるメンバーの一人一人が尊重され，それぞれが自分の所属する集団の運営にかかわる「民主主義」を体験することを通じて，施設症などの問題によって損なわれた主体性を回復させていくことが目指された。精神科病院の場合ならば，病棟でのミーティングを活発にさせて，その影響力を高めることが，実践の鍵であった。ところでこれは，病院での医学的言説の権威と，それに由来する医者を頂点に据えた上意下達の病院組織の影響力に対して，批判して対立する傾向を持っていたために，必然的に古くからいた病院職員達の反発と抵抗を引き起こした。この場合に，ミーティングを重視する人たちは，無意識的にミーティング中心の病棟運営を善，旧来の組織的な病棟運営を悪とみなしていた。それに対抗する人々は，必然的にミーティング中心の病棟運営を悪，伝統的で管理的な病棟運営を善とみなすようになっていったのである。

これもスプリットの一つだった。しかし私はこのスプリットへの自覚があいまいなまま，旧来の病棟運営が「悪」でありミーティングを中心としたものが「善」であるという片方だけの見方を意識的には信奉して活動していた。その結果は非常に悩ましいものとなったのだが，そのことは後に説

明する。ここでは，この「スプリット」について，別の言葉を参照しながら考察を深めたい。Arendt, H.（1958）の『人間の条件』では，人間社会における営為が，「労働」と「仕事」と「活動」に分類されている。「労働」は人間の生命の維持に必要な代謝を維持するための営為である。そしてこれは日々更新され，永続性を持たない。それと比べて「仕事」は，やはり人間の物質性を対象とする点で「労働」と同じであるものの，その成果は，必要な道具を製作するような永続性を持ち蓄積させることができる。「労働・仕事」と比べて「活動」は，物ではなくて人を対象とした営為である。一人一人の人間が異なっていることを前提とした諸活動のことであり，政治などもここに含まれる。そして精神科病棟を含む日本の社会や文化には，「労働・仕事」を偏重して「活動」を著しく軽視する傾向があると考えた。私は，ミーティング中心の文化を精神科病院に導入することを目指した時に，それに抵抗した職員たちは，「労働・仕事」は善であり，「活動」は悪だという考えなのだろうと解釈していた。確かにその傾向は，労働生産性を短期的には向上させて経済的な豊かさを達成させたかもしれない。しかし，その肯定的な面ばかりを見て，「活動」を軽視することによる否定的な面（そこには精神医療の改善が遅れていることも含まれる）を無視することで，大きな弊害が生じているのに，それを決して認めようとしない頑なさを，病院の職員達から感じていた。

　新しい文化が導入されることに抵抗したい人たちは，病棟ミーティングにはなるべく参加しない，もし参加を強いられてもそこの活動に意欲的に関わらないことで，それを実行力のある意思決定を行うことができないもの留まらせようとした。そうすると，病棟内の問題，たとえば病棟内でトラブルを起こす患者さんの問題に，ミーティングでは適切に介入することができないので，多くの場合にその問題は悪化する。その時点で，医学的な理由付けを行って強制力をともなう介入（精神科病棟ならば，隔離などの行動制限の強化や，向精神薬の増量）を行うことが正当化される。そして，

短期的に見れば後者の方が問題解決に向けた目に見える動きを示すのには効率が良いと感じられることが普通だった。「活動」の人間の社会における重要さ，つまり基本的人権や民主主義の理念の重要さを強調し，そのために時間や労力などのコストを投入することには意義と価値があることを説明しても，「労働・仕事」に極めて大きな比重が置かれている医療現場では省みられることは少なく，多くの言葉が空しく響いた。とにかく，平等な資格を持つメンバーとして病棟ミーティングの場で，個人の責任において発言することを，特に医療関係者は徹底的に嫌い，避ける傾向が顕著だった。それと全く対照的に，同じ人物が，医学的な指示系統の中に入って動く時には迅速な対応を見せていた。「口ではなく手を動かす」ようによく訓練されていたのかもしれない。そして，公的とされる場での話し合いではなく，非公式な場でのゴシップの影響力が，とても大きかった。その場面で私が対抗して行ったのは，医者にしか許されていない「隔離」などの行動制限や，向精神薬の増量の指示を安易には行わないという手段だった。先方が，病棟グループへの参加を部分的にサボタージュすることに対して，こちらも医学的な指示を病棟管理に利用することに部分的にサボタージュしたのだった。クライン派の理論では，スプリットは，敵味方に分かれて争い合うような心の状態で現れやすいものとされている。この顛末については，拙著『荒野の精神医学』で報告した（堀，印刷中）。

Ⅴ　ナルシシズム（Narcissism）

　その病院を退職した後，私は都内の大学病院に勤務し，そこで都会的なうつ病患者の診療に数多く従事するようになった。その中で，前述した「労働・仕事」を偏重し「活動」を軽蔑する傾向は特定の病院職員だけではなく，日本社会全体の組織運営で色濃く認められるという印象を強めていった。そして，そのような傾向を美化・理想化して，その弊害を無視する心のありようを，「日本的ナルシシズム」と呼ぶことにした（堀，2011, 2016）。

「日本的ナルシシズム」を批判する言説をまとめていたときに，東日本大震災が発災した。そして，原発事故が起きてしまったことと，その後の対応に不十分なことが生じたことについて，私は「日本的ナルシシズム」の影響が大きいと考えた。詳細は省くが，「日本的ナルシシズム」の一例として，東京電力の経営陣が，事故の数年前から津波の危険性を警告されていたのにもかかわらず，適切な対応がとれなかった事態（東京電力原子力発電所事故調査委員会，2012）を指摘しておきたい。

　私は被災地に行くことにした。このような集団病理について自覚的な自分ならば，そこで貢献できることがあると考えたからだ。今から思えば，自分はこのときに誇大的になっていた。それは，自分が「活動」を善，「労働・仕事」を悪とみなすような，「逆転の日本的ナルシシズム」と呼ぶべき傾向にとらわれていたことを，自覚できていなかったからだ。

　私は「ナルシシズム」という言葉を使うときに，学術的な意味でも精確に使用したいと考えた。そして，クライン派の理論に則るのならば，スプリットが活発な幼児的な心の体制を越えて，個人としての責任を取れる心の体制に移るためには，自分が「悪い母」と考えて攻撃して損なってしまった対象が，実は「良い母」と同一であったことに気がつき，深い悲しみと抑うつを体験することでスプリットが解消されていくことが必要である。しかしここで体験する罪悪感と抑うつはあまりに苦痛なので，さまざまな手段でそれが否認されてしまう。ナルシシズムは，自分が「良い母」を損なってしまった事実を認めることから体験する抑うつを回避する，躁的防衛という心の現象と深く関係している。つまり，自分が「悪い母」と体験して攻撃して損なったものが，「良い母」と実は同じものであった事実を認めず，損なわれた対象は元々価値が低くて壊されても惜しくはないとみなされ続ける。スプリットが心の中に残存してそれが解消されることがないまま，「善」と考えた対象のことを過剰に美化してそれと一体化し，「悪」と考えて自分が損なった対象を価値がないものと

して排除しつづけようとする心の傾向を，「ナルシシズム」と呼んでいる。

VI　日本的ナルシシズム，逆転の日本的ナルシシズム，私のナルシシズム

　2012年4月から福島県南相馬市に暮らし，当初は地元の精神科病院に勤務したのだが，しばらくして地域全体の自殺予防の活動に関わるようになった。そのきっかけは，原発事故後に避難指示が出された旧警戒区域への一時立ち入りが許可された直後に，自宅で自殺を遂げた方のニュースが2人続いたことだった。その時の私は，有志の方と地域でラジオ体操を行うことなどを通じて，自殺予防を訴える活動を行った。それと並行して，現代日本社会の病理性を告発して「悪」とみなし，それと地域コミュニティを対照させて後者を「善」として盛り上げる言動を行い，予想以上に広い範囲からの賛同と応援をいただいた。その活動を出発点として「NPO法人みんなのとなり組」を設立し，その代表に就任した。新聞やテレビ・ラジオで取り上げられることがあり，驚くとともに途中から何が何だか分からないような感覚も持った。はっきりと書くならば，私の中のナルシシスティックな傾向は，悪化したと思う。私の被災地での活動は当初，確かに多くの人からの賛同を得たが，しかし，良さそうなことばかりは続かない。その時の言動は，かつて精神科病院に勤務した時に，旧来の精神科病院の制度を「悪」とみなして批判し，病棟で実施していたミーティングを「善」とみなして美化した言動とパラレルになっていた。そして，震災前に精神科病院に取り組んだ時に積み残していた問題と，私は再び向かい合うことになった。

　話を以前の精神科病院に勤めていた時に戻す。病院の中にグループの文化に抵抗する勢力が強く，それと戦う必要があった段階では，私と，当時の私の指導者およびそこに近い人たちとの関係は良好だった。「『医者→看護師→患者』という上意下達のヒエラルキーを破壊して，患者中心のコミュニティをつくる」というスローガンに共鳴し，精

神科病院の抑圧的と思えた面を，私も大いに攻撃した。

　そこまでは良かったのだが，病院内での勢力関係が逆転し，旧来の病棟運営に賛成するスタッフよりも，新しいミーティング中心の文化を「善」と考えるスタッフの影響力の方が大きくなると，私と，私の当時の指導者との関係が，悪化していった。私は，次第に自分の指導者と周辺の人々が，「労働・仕事」を軽蔑して「活動」ばかりを重んじすぎる「逆転の日本的ナルシシズム」にとらわれているという不満を感じるようになった。その病院の組織運営では，コミュニティ内に何か問題が発生しても，具体的な指示が行われることが極端に少なかった。これは，精神分析的な治療者が，治療場面で具体的な行動の指示をクライエントに行わないことを，集団を運営する場面に応用したものと理解されていた。しかし，実際に社会の中に存在している組織で，そこまでのことを実施するのは拡大解釈であったと，今では考えている。組織的な対応がない中でも，病棟内のトラブルに問題意識を持った職員が対応をしたのであるが，そのように動く一部の職員に負担が偏る傾向が強かった。その上で，そのような職員の行動は貢献や責任感の現われとは理解されず，逆に不安の強さの現われであると解釈されたことが多かった。その結果，動く職員から疲れ果てて退職していった。このような経験をして私は，批判ばかり行って周囲からの指示を集めた人物は，主導権を得た場面で実際にリーダーシップを発揮することが困難なことが多いことを知った。（後に，フランスのラ・ボルド精神病院における革新的な入院医療の実践について，書物を通じて知る機会があったのだが，そこではコミュニティ内の労働や仕事の分配について，表などを作成して分配することが治療的営為の鍵の一つとして扱われていたことを見いだし[Oury, J. et al., 1985]，心底からうらやましいと感じた。）

　被災地に来て「逆転の日本的ナルシシズム」と再会することになった。放射線による直接的な健康被害を，事実に反して強調するような一部の反

原発運動の活動のあり方から，私はそれを強く感じたのである。地域社会を復興させるための「労働・仕事」を維持して果たしていかねばならないことへの顧慮はなく，ただひたすら政府や東京電力を批判する材料のために被災地のエピソードを利用しようとする傾向が，そこにはあった。

　それでは，日本の中のある傾向を「日本的ナルシシズム」と批判し，それを批判する傾向を「逆転の日本的ナルシシズム」と見下していた私には，どのようなことがおきただろうか。

　福島県南相馬市に移って3年ほどで，私と勤務していた被災地の精神科病院との間でトラブルが生じた。その時に私は，病院の「日本的ナルシシズム」的な側面を厳しく批判した。批判することで，先方の態度を硬化させたと思う。

　その同じ時期に，外部への批判で支持を集めた私は，自分が代表を務めるNPOで適切なリーダーシップを発揮できなくなっていた。そして数名のメンバーから，そのことについて厳しく批判された。NPOのメンバーが私を批判する論理が，病院を批判する私の論理と共通していると感じた。つまり，私自身の「日本的ナルシシズム」を，まさに自分が他者（地元の精神科病院）をそのように批判していた時に，別の他者（NPOのメンバー）から指摘されて突きつけられたのだ。この時は，自分が壊れるのではないかと思うほど苦しかった。

　その時の私は，自分を守ることで精一杯だった。自分を批判したNPOのメンバーに対して，その言葉を使わなかったものの，その姿勢が「逆転の日本的ナルシシズムではないか」と反批判を行った。そのメンバーは頑なになった。

　私はその病院を退職し，NPO法人も，信頼してくれた人々の期待に応えられず，解散することになった。

　私は「日本的ナルシシズム」という批判を語り続けることで，一人で東京を離れて被災地で活動する中で感じた無力感や心細さから自分を守っていたのだと思う。それは確かに心理的に自分を守ってくれたのだが，現実としっかりと関わって周

囲の人と信頼関係をつくっていくものではなかった。ある時には，相手が「労働・仕事」ばかりを重視して「活動」を軽視していると指摘し，別の時には反対の議論を展開する。その手法で，局所的な論争で優勢に立つことも多かった。しかし代償は大きく，一貫した主張を行うことはできなくなっていた。私はとても大切なものを攻撃し，それを損なって失ってしまったのかもしれない。

VII　おわりに

　精神科医として，多くの場合に精神医学の用語で周囲のことを考えながら過ごした，東日本大震災後に被災地にきてからの日々のことを振り返った。ここまで書いたような経緯を経て，私は現在開業医として毎日を送っている。これからは自分の労働・仕事・活動を，統合的に継続していきたいと願っている。

　この原稿には専門用語が多いので，「ナラティブ」を題した雑誌の論考としては違和感を持つ方もいるかもしれない。しかし，この語りは，自分がリアルに積み重ねてきたものだという感覚が，私には確かにある。

文　　献

Arendt, H.（1958）The Human Condition.（志水速雄訳（1994）人間の条件．筑摩書房.）

Foa, E., Hembree, E., & Rothbaum, B.（2007）Prolonged Exposure Therapy for PTSD.（金吉晴・小西聖子監訳（2009）PTSD の持続エクスポージャー療法．星和書店.）

Hinshelwood, R.D.（1994）Clinical Klein.（福本修・平井正三・木部則雄訳（1999）クリニカル・クライン．誠信書房.）

堀有伸（2011）うつ病と日本的ナルシシズム．臨床精神病理，32(2); 95-117.

堀有伸（2016）日本的ナルシシズムの罪．新潮社.

堀有伸（2018）南相馬で出会う患者．In：前田正治編著：福島原発事故がもたらしたもの．誠信書房, pp.149-161.

堀有伸（印刷中）荒野の精神医学．遠見書房.

Oury, J., Guattari, F., Tosquelles, F.（1985）Pratique de l'institutionnel et politique.（菅原道哉・高江洲義英著・杉村昌昭・村澤真保呂・三脇康生訳（2000）精神の管理社会をどう超えるか？―制度論的精神療法の現場から．松籟社.）

鈴木純一（2014）集団精神療法―理論と実際．金剛出版.

東京電力福島原子力発電所事故調査委員会（2012）国会事故調報告書．徳間書店.

Tsubokura, M., Gilmour, S., Takahashi, K. et al.（2012）Internal radiation exposure after the Fukushima nuclear power plant disaster. JAMA, 308(7); 669-670.

医療人類学——いのちをめぐる冒険

フーコーのパレーシアとナラティヴの淵へ

松澤和正 *

* 帝京大学医療技術学部看護学科

I　コレージュ・ド・フランスの　フーコーに出会う

　私はフーコーを知らない。学問的にももちろん人間的にも。しかし，私は，一冊の本『コレージュ・ド・フランス講義　1983-1984 年度：真理の勇気』(計 18 回分の講義録等約 460 頁)(Foucault, 2009) を携え，何度となく紐解いては，フーコーその人の声を「直に」聞き取るうちに魅せられてしまったのだ。それは，私にとって抑えがたい興奮とまさに生きる勇気とも言えるような何かを与え続けるものとして，突如として私の前に現れてしまったのだ。

　フーコーは，この本に記された講義を行って 3 カ月後の 1984 年 6 月に亡くなっている。そのため，この講義は，思わしくない体調をおして，予定されていた開講時期を 1 カ月ほども遅らせて行われたものだった。このコレージュ・ド・フランスというフランス最高の高等教育研究機関では，各学問分野の権威が教授に任命され，それぞれ独自かつ最新の研究課題を年間約 26 時間（最大その半分を演習にあてることが許されたが），公開で講義を行うことのみを責務としていた。フーコーはこの最期の年，次のようなコメントと共に講義を始めている。

　「私は，いつものように 1 月初めに講義を開始することができませんでした。私は体調を崩し，本当に具合が悪かったのです。私が日程を狂わせたのは，聴講者の数を減らすためだろうという噂が流れましたが，そうではありません。私は本当に病気だったのです。このようなことになってしまい，申し訳ありません。それに結局，席の問題は解決していないようですね。もう一つの教室は使えないのでしょうか。頼んでみましたか。はっきりした回答があったでしょうか」(Foucault, 2009, 邦訳 p.5) (以下「邦訳」は Foucault, 2009 のものを示す)

　フーコーの授業には常に多くの聴衆が押し寄せ，2 つの講義室を用意してさえ，立ち見や座り込んだりしての聴講が後を絶たず，フーコーはそれを気遣って何度も声をかけている。これから始まるまさに知的な格闘ともいうべき講義を前にしつつ，自らの心身の脆弱さともたたかいながら，聴衆への配慮やわらかな視線も失われていない。そして，この年の講義が，どのような内容や口調や熱気を伴って行われたものなのか，その唯一の明かしはまさに本書に刻まれたテクストそのものということになるのだが。そこには，少なくともフーコー自身の心身の衰えや不調を伺えるような痕跡は何も残されていないように見える。言葉は明晰な知的活力や強い探求心のなかで燦然と溢れており，あらゆる文献や言説と真剣に取り組み，ひたすら真実に，真理へと迫ろうという気迫ある姿勢にはいささかも変わるところがないように思える。

　フーコーは 1970 年に 43 歳で，コレージュ・ド・フランスの教授に就任して以来，この講義を以って，はや 14 年目を迎える年に入っていた。そして病いにおかされ体調は無論万全とは言い難か

った。そのようなフーコーがどのような思いのなかで，どのようなものとたたかいながら，演壇に立っていたのか，それを知る由もないが，ある種の予感と共に，ある決心が，執念にも近い使命感が，彼を突き動かしていたのではないか，という想像をめぐらすことはさほど困難ではない。

この年を遡ること9年前の1975年のフーコーのコレージュ・ド・フランス講義の様子について，ある雑誌記者は次のように報告している。

「フーコーは，これから水の中にでも飛び込むかのごとく，溌剌として颯爽と教室に足を踏み入れる。人々を掻き分けて教壇にたどり着き，テープレコーダーを押しやって原稿を置く。上着を脱ぎ，灯りをつけて，トップ・スピードで講義を開始する。卓上の飾り鉢からわずかに立ち上る光だけが照らす教室のなか，近代文明への唯一の譲歩たるいくつかのスピーカーを通して，力強く効果的な声が響きわたる。三百の席を，五百人が身を寄せ合いながらわずかの隙もないほどに埋め尽くす［……］いかなる弁論上の技巧も用いられることはない。明快にして恐ろしいまでに効果的である。即興に頼るということは全くない。［……］そこで彼は可能な限り間をあけず，余白を惜しむようにしゃべる。その様子は，手紙を最後の一行まで書き終えてもまだ言いたいことを山ほどかかえている人々のことを思い起こさせる。午後七時十五分。フーコーは講義を終える。学生たちは教壇へと走る。彼と言葉を交わすためにではなく，テープレコーダーを停めるために。質問はない。人込みのなかに，フーコーは唯一人残される」（邦訳諸言iv）

即興が全くない，原稿を読み上げるだけの講義。シンプルな声だけが響き，いかなる即興も挟み込まれることのない講義とは，いまとなってはまるで空想に近いものかもしれない。双方向の質疑や議論，パワーポイント，アクティブラーニング等々，いかに学生に介入しいかに効率よく教えるかに腐心する現代の教育においては，もはやフーコーの講義は過去の亡骸に等しい。しかし，個人的にはフーコーのような講義こそが理想的である。演者と聴衆との間には淡い光がひろがる単純な空

間しかない。そこで演者から発せられる熱と声とがまっすぐに聴衆へと向かい収斂または拡散する，その向こうに多様な想像力やイメージが喚起され続ける。その密やかなあり方こそが，学び教える者にとっての唯一の救いであり喜びであるはずなのに。現代の暴力的なまでの光と音と技巧の交雑は，人間の内に静かにそして何より確かに生まれ育つべきものを奪ってしまった……。

フーコーは，ただ一つの即興もなく原稿を熱っぽく読み続けるなかで，いくつもの異なる歴史や世界を訪ね，多数の文献と向き合い，多くの人々と言葉を交わしていく。そして，再び現在へと，コレージュ・ド・フランスへと立ち戻り，その声を聴衆へと差し向ける。フーコーは，もはや存在しない者にであれ，ここに生きている者にであれ，執念のような意志をもって語り続ける。その言辞のなんと多彩であり繊細であり圧倒的なことか。

ここにはすでにナラティヴのひとつの典型が存在しうるとは言えないだろうか。聴衆はフーコーの旅した世界＝声に促されながら，なんらかの反応や応答を迫られる。しかも，フーコーは，おそらく今回の講義「真理の勇気」のなかに哲学者としての最後の重い責務さえ感じている。その知的な緊張感と自らを解放へと導く言葉が，病いに支配されつつある憂いと共に，静かな波のように聴衆へと浸透していく。そして，すでにその場とその時間（歴史）から遠く隔てられて存在する私自身さえも，フーコーの肉声である重厚なテクストの熱と引力に捕らえられ，向き合うことを余儀なくされてもいるのだ。

Ⅱ　フーコーにとってのパレーシア

1．ソクラテス的パレーシア

フーコーはまず，「自分自身に関して真なることを語らねばならない」という原則は，古代道徳の全体，ギリシャ・ローマの文化全体にみられることだと言う（邦訳 p.6）。しかも，それは，複数での活動，他の人々と行う活動であり，自分自身に関する真なることを語ることには他者が不可欠とされる（邦訳 p.8）。フーコーは，この他者を構成

する概念として，パレーシア（率直な語り）を捉え，それを用いることのできる人物をパレーシアステースであると提示している（邦訳 p.11）。ただし，真なることを率直に語るパレーシアとは，他者のみに関わるものではなく，そのような他者と向き合うことによって，「個人が自分自身に関して真理を語ることができるようになり，自分自身に関する真理を語る主体として自らを構成することができるようになるのか」（邦訳 p.11）が問われるのである。そして，パレーシアとは，何も隠さないこと，真の事柄を語ることであるだけでなく，「語る者における真理の勇気，つまりすべてに逆らって自分の考える真理のすべてを語るというリスクを冒す者の勇気であると同時に，自分が耳にする不愉快な真理を真であるとして受け取る対話者の勇気でもある」（邦訳 p.18）としている。

　ここで重要なことは，パレーシアが，単に自分自身に関して真なることを隠さず語るだけでなく，そのためにリスクを冒す勇気を持つものでなくてはならない，ということであり，以下フーコーが述べるように，そのリスクは自らの生命まで危険に晒しうるのである。

　　「パレーシアステースは逆に，一つのリスクを冒します。彼は自分が語りかける相手とのあいだの関係を危険に晒すのです。そして，真理を語ることによって，共通の知，相続，血統，感謝，友愛といったポジティヴな絆を打ち立てるどころか，彼は逆に，相手を怒らせたり，敵をつくったり，都市国家の反感を買ったり，悪しき君主ないし僭主による復讐や処罰を引き起こしたりすることがありえます。そして，そのリスクが彼の生命に及ぶこともありえます」（邦訳 pp.32-33）

　その実例として，フーコーは，ソクラテスを挙げ，ソクラテスはパレーシアステースであると述べながらも，その特異なあり方にも同時に注視している。

　　「というのも，ソクラテスは語らないからです。彼は演説を行わないし，自ら進んで自分が知って

いることを語ることもありません。逆に彼がはっきり示すのは，自分が知らない者であるということ，そして自分が知らないということのみを知りつつ，留保と沈黙のうちにとどまって，問いかけるだけで満足する者であるということです」（邦訳 p.36）

　さらにソクラテスは，もしそのようなこと（パレーシア）をすれば直ちに自分は死の危険に晒されるから（つまりはアテナイの人々にとって有用であることができない）という理由で，政治的な場での発言や介入を行おうともしない。ならば彼は人々に何をしようとしているのか，それに関してフーコーは次のように述べている。

　　「他の人々に対して休みなく気を配ること，あたかも自分が彼らの父親もしくは彼らの兄であるかのように彼らに専心することです。しかし，それは何を得るためでしょうか。……それは彼らを，その財産や評判や名誉や責務にではなく，彼ら自身に専心するように仕向けるため，つまり，彼らを，彼ら自身の思慮，真理，彼ら自身の魂に専心するように仕向けるためです」（邦訳 p.106）

　この自分自身への専心あるいは自己への配慮といわれるものこそ，しかもそれらを勇気をもって実践し生きようとすることこそ，ソクラテスにとっての（政治的意味に対する）倫理的意味でのパレーシアであり，それゆえにソクラテスは，アテナイの公開裁判で自ら弁明しつつ刑死さえ拒まず（それを避けられたにもかかわらず），パレーシアを貫いたのである。ただし，専心すべきあるいは配慮すべき自己とは何か，という問いに対して，フーコーは，『アルキビアデス』の文献から，専心すべきものは魂であるとして，次のように述べている。

　　「魂に専心すること，それは，魂にとって，自分自身を見つめることであり，自分自身を見つめることによって，真理を見ることを可能にしてくれる神的要素を識別することである，と」（邦訳 p.159）

こうしてフーコーは，自分自身に専心し配慮することを通して，自分自身を凝視し，深め，さらなる深部すなわち自らにとっての「真理」へと目指すことを，パレーシアの核心のひとつとして語る。さらにはその行為の切迫したプロセスと実現とに伴う苦痛や怖れへの確かな構えや対峙としての「勇気」の存在を強調しようとする。そこにこそソクラテスの真理への勇気がまさに存在し，彼のパレーシアが実践されていたのだと。さらに，フーコーは，ソクラテスへの深いオマージュを滲ませつつ，1984年2月22日第2時限の第8回目の講義を，次のような言葉で締めくくっている。

「……神はソクラテスに対し，人々のもとに赴いて彼らに自分たちの生き方を説明させること，そしてそのようにして自分自身に専心するよう人々に教えることを命じたのでした。
以上のとおりです。今回で間違いなく，ソクラテスの話を終わりにします。哲学教師である以上，生涯のうち少なくとも一度はソクラテスとソクラテスの死についての講義をやっておかねばなりません。事はなされました。私の魂を救いたまえ」（邦訳 p.193）

2．キュニコス派のパレーシア

さらにフーコーは，「真の生。生存のスタイル論。真理の形式および〈真なることを語ること〉の実践における美しい生存の探求」（邦訳 p.207）として，キュニコス派のパレーシアを取り上げている。キュニコス派においては，ソクラテスにあったような現実（特に政治）への倫理的節度がほとんど見られないほど，奔放でありそのあり方が生きることそのものと不可分なものとして現れる。キュニコス派にとって，パレーシア（率直な語り）こそ至上のものであり，もはやそれは，真理を語る勇気を実践するというより，生きることの実践として，すなわち生きることの真理とは何かという問いから，自らの生のあらゆる不「真理」＝不自然さを剥ぎ取った形で現れ出ようとする。
たとえば，キュニコス派のかなりステレオタイプな人物は次のようにも表される。

「短いマントを纏い，もじゃもじゃの髭をたくわえ，汚れた裸足で歩き，頭陀袋と杖を持つ人物，街角，広場，神殿の入り口で，人々を呼び止めて彼らに対し自分が思ったことをずけずけ言う人物です」（邦訳 p.246）

このようなキュニコス派の人々の生とは，何も包み隠していない隠蔽なき生，何ものにも羞恥心を覚えずにいられる生（たとえばそれは衣服や靴をつけず外見も気にしない）であり，何も欲求せず，自分がもちあわせているもの，自分が出会うもので満足する（非依存的な）生であり，敵と闘い，敵に対して吠え立てることのできる，よきものを悪しきものから区別するすべを知る（まっすぐな）生であり，他の人々を救うために身を捧げ，主人の生を守る術を知る生のことであるという。こうした生をおくるキュニコス派の代表的人物ディオゲネスは「犬」と呼ばれ（自らそう宣言し），キュニコス派の生は犬の生とも称された（邦訳 pp.308-309）。
キュニコス派の人々は，人間的な生であるよりも，より動物的な（あるいはより存在論的な）生に近づこうとする。それこそがより直接的に自然に従う真理に近い存在であり，人間的な数々の虚妄に満ちた生のあり方を反転できる存在であると考えるからである。キュニコス派は，家もなく，街路で暮らし，神殿の入り口に住み，ほとんどあるいはまったく衣服も纏わず，いかなる場所においても食べ，眠り，しゃべろうとし，自分の（性的な）欲求や欲望さえ公衆の面前で満たそうとする（邦訳 p.320）。なぜか。人間の生活の内にあるとされる悪などというものの多くは，人間の習慣や臆見やしきたりによって付け足されたものに過ぎず，ただそれを受け入れているにすぎないと考えるからだ。
またフーコーは，キュニコス派の人々の絶対的な貧しさについても以下のように詳述している。

「キュニコス主義的貧しさはもちろん，物質的な身体的な実際の貧しさです。キュニコス主義的貧しさ，それは，現実的な貧しさであり，能動的な貧しさであり，際限のない貧しさです」（邦訳p.325）

「……自分は余分なもののすべてから自由なのだと考えてそこで立ち止まる代わりに，キュニコス主義的貧しさは，常にさらなる簡素化が可能ではないかと探し求めます。それは，満たされることのない貧しさ，自分自身に満足しない貧しさであり，常に新たな限界に達しようと努め，絶対的に不可欠なものの地盤へとたどり着こうとするものです」（邦訳p.326）

こうしたキュニコス派の人々のさまざまな強迫的とも極端ともいえる「始原」へのこだわりは，まさにソクラテス的なパレーシアの自分自身への専心や配慮をさらに超えていこうとするものだ。つまり，自らの内なる真理を目指そうとして，すべての人工物や習慣や文化やあらゆる夾雑物を剥ぎ取り，ただその後に残り存在するであろう「人間」となる試みである。これは，実に大胆なことである。フーコーはこの「真理の勇気」の講義のほぼ半分以上を，こうしたキュニコス派の風変わりな言動や哲学のあれこれの詳細な説明や解釈に費やしている。そこには畏敬にも似た熱や思い入れを感じないわけにはいかない。

現代から見ればあまりに荒唐無稽ともいえるこの人々の群れが，あまりにも自由であり，真理に対して真摯でありひたすらである存在として強烈な光を放っていたからだろうか。それは古代世界のひとつの奇妙な哲学的集団でありながら，もはやこの時代においても，いかなる時代においても，それを試みることも超えることもできない（であろう）愚直な真理への渇望としての，その遥かな始原ともいうべき哲学的実践なのだ。フーコーはそのあまりに素朴な原風景に（いままさに生きている現在において）出会い素直に驚き魅せられているのではないかと思うのだ。

Ⅲ　パレーシアはナラティヴに出会えるのか？

ソクラテスにおけるパレーシアは，いわば倫理的な言辞や振る舞いとしての勇気ある率直な語りであり，それは自らの生をも揺るがしかねないものとして捉えられた。それが，キュニコス派の人々にとってのパレーシアにおいては，さらに徹底したより本質的なあり方として，自らの生き方そのものの実践として現れる，勇気ある率直な語りであり生となってしまう。しかも，両者がなぜそのように語るのかといえば，それは自分自身あるいは自分自身にとっての真理にひたすら専心し配慮しようとするからである。いわば自らの内に垂直に貫かれたある種のモラルとしての真理を求めるなかで，パレーシアつまり勇気ある率直な語りが自ずと必要とされるのである。

このようなパレーシアは，現代におけるナラティヴとどのような関係を持つと言いうるのだろうか。とりわけ臨床人類学的な（あるいは医療人類学的な）ナラティヴとは，病者が自らの内側（こころ）から病いにまつわるさまざまな労苦や苦悩に満ちた経験を語ることであり（Kleinman, 1988），それを医療者が価値あるものとしてあるいは半ば自らのものとして聴き取るという行為であり倫理的な関係性（「語り－聴き取る関係」［江口，2000］）でもある。それは苦境に立った病者が求める，やむにやまれぬ必然的な行為とも関係性ともとれるが，現実には，ただちにすべてが語られるわけでも聴き取られるわけでもないだろう。なぜならこのような状況は，病者にとっても医療者にとっても，きわめて切迫しつつ機微に満ちたものであり，回避や抑制の対象でさえあるからだ（松澤，2012）。

従って病者は時にあるいはしばしば言葉を発しないであろう。医療者もあまりに多くを聴き取ることをためらうこともあるに違いない。実際，そうした現実が「病いの語り」を不可能にさせ，ただ機械的な処方や態度に終始する医療者のあり方を生んでいる可能性も高いだろう。このように医療場面におけるナラティヴとは，苦しみを抱える病者とそれを受け止めようとする医療者との間にある，苦痛や切迫や焦燥や戸惑いや弱さなどが混

在する錯綜した状況でもあるのだ。

こうした状況は，一見パレーシアとは程遠いものとも考えられるだろう。病者も医療者も，必ずしも常に勇気をもって自分自身のすべてを率直に語ろうとはしない。そればかりか，常にためらいつつ何をどう話そうかと戸惑いながら語るほうが，むしろ通常のようにさえ思えるのだ。実際，病いという重荷を背負った病者にも，それを引き受けようとする医療者にも，自分自身への専心によって，繰り返し問い続けることで辿り着きうる信念や覚悟などという「真理」はそうたやすくやってくるものではない。そこには，ソクラテスの熟慮や真理も，キュニコス派の激しい真理への生も，いずれも臨床にいる当事者には遠いもののようにしか感じられないはずなのだ。

しかし，それは常にそうだろうか。臨床で出会うあの意を決したようなナラティヴも，どうしていいかさえもわからず訴えかけてくるナラティヴも，怒りや悲しみとともに押し寄せるナラティヴも，もはや意味として理解することも困難なごく断片的なナラティヴも……そのなかにある真実を受け止めようとする誰かがいる限り，もはや行く先も見出せない病者の，やむにやまれぬ，きわめて率直で隠し立てのない言葉とはなっていないだろうか。しかも，どのような形であれ，ともかくも今の自分をなんとか語ろうと決めた病者とは，その基本的な脆弱さに対しては十分すぎるほど勇敢であり，それを露出させるリスクさえおそれぬ者というほかはないだろう。

IV　なぜナラティヴがパレーシアでありうるのか？

臨床において病いの語りがなぜ可能となるのか，といえば，ひとつは病者自らが置かれた苦境や苦しみを，なんとか誰かに話したいという気持ちになるからだろう。さらには，病者のその気持ちが実現可能となるのは，それをともかくも受け止めようとする医療者がいることが必要となるだろう。一方では話したいと願い，一方では聞きとどめたいと願う，という関係は医療ならずともももちろん

あるが。それらがそれぞれの願いとして閉じて（孤立して）しまわないのは，やはり，病者のもつ病いの経験の深さであり苦悩の経験の深さゆえであろうと思われる。

病者の苦悩は，それが自身から溢れるほどになれば，誰であれ，語るべき相手を捜し，語られるだろう。それは確かになんらかの救いをもたらすには違いない。しかし，たとえそれができたとしても，病者はそれ以上の救いを求め続けるかもしれない。病者が出会うのは，疾患の転機や死にさえ立ち向かうかもしれない自らの運命であり，それに対して自分はどうすべきでありどうあるべきなのか，という重く深刻な問いだからである。これはまさに，ソクラテス的なあるいはキュニコス派的な，自分自身への専心や配慮そのものということができるに違いない。そうすることによって，あなた自身の「真理」へとなんとかたどり着きなさい，という態度であろう。

これは思いのほか厳しい要求である。ただでさえ，病いのなかで戸惑い混乱している状況で，まず自らに専心し配慮し，自らに向き合ってその深淵にある求めるべき生とは何かを確かめ見出しなさい，というかなり突き放した物言いともなりうるからだ。それができたなら，勇気をもって語りなさい，率直に，包み隠さず，あなたに起こるであろうあらゆるリスクにも立ち向かって，というパレーシア的態度を求めながら……これはあまりに過酷で非現実的なプロセスだろうか。

しかし，病いにまつわる苦悩の経験が深まるほど，自らへの専心はより深まるに違いない。そして人はひどく孤立的で自閉的にもなり得るが，同時になんらかのかたちで語る人にもなり得るに違いない。生きているかぎり，どのようなかたちであれ，何かを求め，何かを諦め，何かを許し，何かを拒むなどという心情の機微が生き続けているかぎり，人は何かを語るであろうし，何かを聞こうとする人がいるかぎり，そこには語りが，ナラティヴが存在しうるだろう。もしそうなら，それ自体が，すでに，病いという危機のただなかで，勇気をもって，率直に自らの真理を語る＝パレーシ

アの小さな営みだということはできないだろうか。ここには確かにパレーシアがあると。

より端的にいえば，勇気とは，危機の相関（危機ごとにありうる）である。その人にとってなんらかの危機が生じ，困惑し，混乱し，怖れるようにでもなれば，そういう状態で生きるということだけで勇気が必要だろう。そして人には常に危機が訪れるのだ。今生きているということから，次の時＝瞬間に生きようすること自体がすでにささやかな（あるいは大きな）困難や危機を内包しうる。そのため，人は常に相対的な「勇気」を振り絞らないかぎり，小さな溝さえ跨ぎ越えることができない。しかも，すべての危機とは，必然的に自らへの問いを，自らへの専心と配慮とを深めずにはおかないのだから，小さな溝とは同時に真理への勇気が常に試される場でもあるのだ。つまり，究極的には「生きる」という困難そのものがパレーシアでありその実践でもあり得る。それを，より無垢に，より鋭利に，より徹底的に，より劇的に試み続けたのが，ソクラテスでありキュニコス派であるということもできるのではないか。

その実践の現代医療におけるひとつのあり方が，病者の語りでありナラティヴでもあって，まさに患うという自らの危機と困難を生き（自らに専心し配慮し），代え難い勇気をもって他者へと開き，自らの「真理」の幾ばくかを表現するという意味において，パレーシアの実践そのものとは言えないだろうか。

それゆえ医療者は，こうした弱きパレーシア（ステース）が，自らの病いという真理と向き合いながらも，それを語ろうすることができる勇気ある人々なのだと，深く理解することによって，医療者自身のナラティヴの能力をより深く柔らかなものとすることが可能となるだろう。病者とは，自らの病いという重い真理を，いつか私たちの前に自らの（いのちの）リスクさえ冒して語ろうとする，そういう弱さと勇気とを架橋する存在なのだ，と気づき受け止めるなら，私たちがナラティヴと称して耳を傾けるその行為や感性は，より深く大きな意味を持つものとなるに違いない（松澤，2018）。

Ⅴ　パレーシアの変貌とナラティヴの淵へ

フーコーは，『真理の勇気』の18回目の最後の講義において，先述したギリシャ・ローマ的なパレーシアの概念のその後の時代の変遷と変貌について述べている。フーコーはその時代を「初期キリスト教」の時代と称し，そこには明らかな変化が認められる，とやや口調を落とすかのように（私には思えたのだが）書いている。

「パレーシアはそこではもはや，ただ単に，個人の勇気のみを指し示すものではありません。……姿を現しつつあるその別のパレーシアは，神との関係の完全かつポジティヴな方式のようなものとして定義されます。それは，神の視線に自らを差し出す心の開示のようなもの，魂の透明性のようなものです」（邦訳 p.411）

「まず，人間一般にとって，あるいは少なくともキリスト教徒にとって，パレーシアは，言語を用いた活動ではありません。それは神への信頼です。つまり，それは，人間たちへの神の愛，神の愛情のなかに，つまり神と人間たちとを結び合わせつなぎ合わせる絆のなかに，あらゆるキリスト教徒が持ちうる確信，持つべきものとしての確信であるということです」（邦訳 pp.414-415）

パレーシアは，初期キリスト教時代においては，きわめて宗教的な意味を持つものとして現れ，もはやそれは「真理の勇気」などではなく，神への祈りや神への信頼といった宗教的信念の「真理」の内部を構成するものとなってしまう。こうした傾向は，キリスト教のさらなる権威化や教義化の深化によって，宗教的形式化の色彩がさらに増すにつれ，自らが救いを見出したり自分自身の力によって神へと導かれるという考え方さえも否定される。「かくしてパレーシアは，いまや思い上がり，なれなれしさ，自分自身への傲慢な信頼という，咎められるべき行動様式として現れるのです」（邦訳 p.421）ともなってしまう。

こうして，当初，ギリシャ・ローマ時代のソク

ラテスやキュニコス派に見られたパレーシアの概念は，見る影もなく形式的・教条主義的な神への服従とその内での真理のあり方を示す宗教的概念へと変貌してしまう。この変化の意味を，フーコーは最後につぎのように総括している。

　　「真の生以前の生の真理。その逆転のなかでこそ，真の生と真理本位の生とを同時に生きようと常に熱望していた古代の修練主義，そして少なくともキュニコス主義においてはそうした真理本位の真の生を生きる可能性を肯定していた古代の修練主義が，キリスト教的修徳主義によって根本的に変容をさせられたのです」（邦訳 p.426）

　フーコーは，パレーシアという言葉の輝きに魅せられながら，その始原へとたどることによって，たとえばソクラテスやキュニコス派をより深く驚きと共に発掘し，そこに哲学というものがもつ知的な若さや奔放さや自由を再発見し，大きく安堵しながら呼吸していたようにも思える。なぜなら，パレーシアとは，人間が持つ知的な好奇心や勇気や強く生きる力そのものによって，ひたすら自らの真理に専心し探求するという哲学や学問の意味を示すと共に，さらには人が生きることの意味にさえ通じるもののように思えるからだ。そのような概念が，現代の医療において患う人々が語る，重く真理に満ちた言葉や声としてのナラティヴを捉えるためのものとならないはずはない。フーコーが提起したこのパレーシアという概念に導かれて，ナラティヴといういまだ捉えきれないものを遅々としてたどってみたが，幸いにもその淵のなかに深々と迷い出てしまったようだ。

文　　献
江口重幸（2000）病いの語りと人生の変容―「慢性分裂病」への臨床民族誌的アプローチ．In：やまだようこ編：人生を物語る―生成のライフヒストリー．ミネルヴァ書房，pp.39-72.
Foucault, M.（2009）Le Courage de la Vérité. Le gouvernement de soi et des autres II. Cours au Collège de France（1983-1984）. Paris, Gallimard/Seuil.（慎改康之訳（2012）真理の勇気―自己と他者の統治II．筑摩書房．）
Kleinman, A.（1988）The Illness Narratives. New York;

Basic Books.（江口重幸・五木田紳・上野豪志訳（1996）病いの語り―慢性の病いをめぐる臨床人類学．誠信書房．）
松澤和正（2012）ケアはいかにしてナラティヴに出会うのか．N：ナラティヴとケア，3; 7-13.

フクシマの医療人類学

構造的暴力による社会的虐待論

辻内琢也*

*早稲田大学人間科学学術院／同大災害復興医療人類学研究所

I はじめに

2018年3月16日の午後3時，私は東京地方裁判所の第103号法廷にいた。福島県から首都圏への自主避難者ら47人が，国と東京電力を相手に闘った福島原発事故損害賠償請求事件の判決である。

水野有子裁判長は，被告である東京電力ホールディングス株式会社と国に対して次のように判決を言い渡した。

「主文，被告らは，連帯して，各原告に対し，各原告に係る認容額の各金員およびこれに対する平成23年3月11日から支払い済みまで年5分の割合による金員を支払うこと。原告16-2，原告16-3，原告16-4，原告17-4および原告17-5の請求並びにその余の原告らのその余の請求をいずれも棄却する」

この事件に関わった弁護団は，この「被告らは」と読みあげる言葉の響きを聞いた時に「勝訴した」と感じたと言う。裁判長の判決は，次のように続いた。

「原告1-1，219万7,326円。原告1-2，146万円。原告1-3，99万円。原告1-4，88万円……」

賠償請求が認められなかった5人を除く原告に対して，国と東京電力が支払わなければならない認容額が42人分次々と述べられて20分もしないうちに裁判は終了した。国や東京電力に対する裁判所の見解もまったく述べられずに，ひとりひとりの賠償金額が述べられた後に「総額5,923万9092円」と述べられただけで，あっけなく裁判が終了してしまった。いったいこの裁判は勝ったのか，負けたのか。最低額が42万円，ほとんどが100万円前後の金額である。ひとりひとりの金額をメモしていて，私はそのあまりに少ない金額に唖然とした。原発事故で人生・生活・環境のすべてを奪われた被災者に対する賠償額として，少なくとも一桁間違っているのではないかと思ったのだ。

しかし，裁判所から出た弁護団は，大きく「勝訴，国を四度断罪，区域外避難者の賠償を命じる」という垂れ幕を掲げはじめ，それをめがけて大勢のマスコミのフラッシュ撮影が続いた（図1）。

筆者は，この裁判に対して「福島第一原子力発電所事故被害者の受けている甚大な精神的苦痛；大規模アンケート調査による実証的研究結果から」というタイトルの意見書を書き，2017年5月17日の第23回口頭弁論と，7月5日の第24回口頭

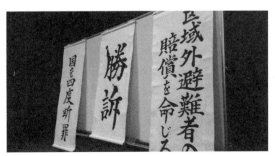

図1 東京地方裁判所判決後集会にて
（2018年3月16日）

弁論に専門家証人として出廷していた。1回目の主尋問は，原告弁護団の誘導に従って私が6年間行ってきた調査に基づいた見解を述べるものだった。第2回目の反対尋問は，国や東電の代理人からのさまざまな質問に口頭で論戦しなければならない，かなり精神的負荷のかかる闘いであったように思う。弁論のはじめの段階で，次のようなやりとりがあった。傍聴者のメモをもとに再現したい。

被告国指定代理人「このアンケート調査は，東日本大震災の被災者を対象としたものということでよろしいでしょうか。ここの質問に『東日本大震災に関して，最近1週間では，それぞれの項目の内容について，どの程度強く悩まれましたか』となっているのですが，そうすると，このアンケートのIES-Rの質問の回答をした人が，地震とか津波などの関係で回答された可能性もありますよね」

原告代理人「趣旨を明らかにしてくれますか。答えようがないです」

被告国指定代理人「このアンケート調査は，被災者の支援につなげるということを目的としていたというお話ですが，被災者全体の人が困っている内容ではなくても，被災者の一部の人が割とそういう悩みを抱えているということが明らかになればよかったのではないですか」

筆者「どういう意味ですか。意味がよくわからないのですけれども」

裁判長「すみません。私もよくわからなかったので。ご質問をより特定していただければと思います」

被告国指定代理人「わかりました。ストレス要因として，被災者全体の人がストレス要因になっているものではなくても，一部の人がストレス要因になっているものが明らかになればよかったのではないですか」

原告代理人「意義があります。IES-Rというのは，PTSDの可能性があるストレスの度合いについて測定しているものであって，原因を特定するとかそういう話しではないので，前提を間違えないように質問をしてください」

被告国指定代理人「かしこまりました。本件の調査の場合は，特定のストレス要因，たとえば，福島原発事故とか，そういう要因と被災者のPTSD発症の可能性との間で因果関係があるであろうという具体的な仮説を検証した調査ではないということでよろしいでしょうか」

国および東京電力の代理人は，筆者が行った調査結果が被災者の一部の人の情報を集めただけのものであり，原発事故による全体的な被害を表わしているものではなく，また原発事故との因果関係が示されたものでなく，地震や津波などの震災一般による影響を表しているだけだという論法で攻めてきたのである。さらに，基本的に「はい」か「いいえ」で答えるような質問方法で，筆者の回答を誘導しようとしていることも読み取れた。国や東京電力の代理人は，原発事故よる精神的被害は大きなものではない，というストーリーを立証する目的で原告団に対して論戦してきていたのだ。

2回にわたる口頭弁論は，研究者としてやり甲斐を感じる場ではあった。2011年からずっと，被災者支援をめざして活動してきた私にとっては，自分の調査研究の結果が，少なからず被災者のために役立つことは，とてもありがたく感じることであった。しかし，判決結果はとても厳しいものだった。被害を受けたひとりひとりに認められた賠償額は100万円程度であり，原発事故によって受けた苦悩を代償しうるものとはとうてい言えないものだった。

II 福島原子力発電所事故後というフィールド

原発事故は，1986年発生のチェルノブイリ原発事故と並び，国際原子力事象評価尺度でレベル7と呼ばれる深刻な事故である。2011年3月11日午後2時46分に発生したマグニチュード9.0の大地震によって，高さ15メートルにおよぶ巨大津波が押し寄せ，外部電源の喪失によって炉心冷却機能を失った原子炉は危機的状況に陥った。3月12日午後3時36分には1号機の原子炉建屋が水素爆発し，14日午前11時01分には3号機も爆発した。続いて15日には，2号機，4号機にも火災などのトラブルが発生した。

爆発に先立ち，11日午後7時09分には政府によって原子力緊急事態宣言が発令された。12日早朝の5時44分に10キロ圏に避難指示が出され，午後の1号機爆発を受けて20キロ圏に拡大された。さらに15日の2・4号機のトラブル後に30キロ圏に屋内退避指示が出された。約1カ月後の4月22日に災害対策基本法に基づく「警戒区域，計画的避難区域，緊急時避難準備区域」が設定された。次々と避難指示区域が拡大されていくにともない，福島県をはじめとする多くの住民が続々と福島県西部や県外への避難を開始した。避難者数が最大に達したのが2012年6月で，合計16万4,218人となった。これは第二次世界大戦後最大の国内避難民（Internally Displaced Persons, IDP）と言えるだろう。

筆者は震災発生以降，首都圏への原発避難者に対する「支援のフィールドワーク」（小國ら，2011）を実践してきた。人類学徒そして内科医・心療内科医として，現場社会への貢献を目指した応用人類学研究である。研究の手法としては，木村ら（2010）がスマトラ島津波災害で行った調査をモデルとし，人類学的な定性的調査と医学・心理学的な定量的調査の2つを基本として，支援のフィールドで遭遇するさまざまな研究要請に随時応答する形をとってきた。

震災発生からちょうど1カ月が経過した4月11日，筆者らの支援のフィールドワークは，福島県双葉町の人々が集団で避難している埼玉県加須市を訪れることから始まった。大学の所在地である埼玉県に居ながらにして，何らかの支援活動を継続することを模索するために，はじめに加須市支援対策本部と双葉町役場埼玉支所を訪れた。そこで，その後協働して支援活動を行うこととなる民間支援団体「震災支援ネットワーク埼玉（以下SSN）」と出会った。これらのフィールドワークの経緯は，拙著『フクシマの医療人類学：原発事故・支援のフィールドワーク』（遠見書房，2019）をご参照いただきたい。

これまでに行ってきた研究実践は，以下の8つの項目に整理できる。

①都市型大規模避難所「さいたまスーパーアリーナ」調査の分析（辻内ら，2013）
②「埼玉県震災対策連絡協議会」による官民協同支援体制の構築（辻内ら，2012a）
③福島県双葉町教育委員会作成アンケートの集計分析（辻内ら，2012b）
④震災・原発避難者の"喪失と再生"の語りに学ぶ聴取り調査
⑤SSN・NHK共同量的・質的大規模アンケート調査（辻内，2012c, 2014, 2016, 2017a; Tsujiuchi, 2019）
⑥ハーバード大学難民トラウマ研究所（HPRT）との共同研究（Tsujiuchi et al., 2016）
⑦埼玉県共助社会づくり支援事業「東日本大震災と原発事故災害に学ぶ災害弱者対策事業」（辻内ら，2019）
⑧埼玉県・福島県フィールドワーク調査（辻内・増田，2019）

III　精神的ストレスの7年間の推移

これまでに筆者らが7年間にわたって行ってきた大規模アンケート調査（上記⑤）の結果を表1に示した。SSNと共同で行ってきた調査は埼玉県・東京都に避難登録をしている全住民を対象に行っており，ある程度の年次比較は可能である（厳密に言えば同じ集団の前向きコホート調査ではないため単純比較はできない）。

ストレス度は，国際的に標準化された質問紙「改訂出来事インパクト尺度（IES-R）」を用いて，心的外傷後ストレス障害（PTSD）にみられる症状の強さを評価した。IES-Rは自己評価式の質問紙であるため，これだけでPTSDだと診断することはできない。しかし得点が25点以上になると，PTSDの可能性がある高いストレスレベルだと言うことができる。

PTSDは，1980年に米国精神医学会による診断基準DSM-IIIによって精神疾患診断体系に組み入れられた概念であり，災害や大事故，戦争や紛争，犯罪など，生命の危険性が高い出来事に伴うストレス障害を意味する。自分または他人の生命の危険を感じる精神的外傷体験による強い恐怖と無力感として定義され，日本では1995年の阪神淡路大震災以降に世間の認識が高まった概念である。PTSDからの回復には，安全で安心な環境に

表1　外傷後ストレス症状の７年間の推移

調査時期	2012年	2013年	2013年	2014年	2015年	2016年	2017年
調査対象	埼玉県	福島県内仮設住宅	埼玉県・東京都	埼玉県・東京都	全国	福島・全国	首都圏
共同実施者	SSN	NHK	SSN	SSN	NHK	SSN	SSN
対象（世帯）	2,011	2,425	4,268	3,599	16,686	5,464	10,275
回収数（件）	490	745	530	761	2,862	1,012	1,083
回収率	24.4%	30.7%	12.4%	23.9%	17.2%	18.5%	10.0%
IES-R 平均±標準偏差	36.31±21.46	34.20±20.55	31.93±21.13	31.07±21.59	23.44±19.01	22.49±18.33	26.14±20.22
PTSDの可能性がある者の割合	67.3%	64.6%	59.6%	57.7%	41.0%	37.7%	46.8%

身を置くことが不可欠である。

　表1の最下段に示したように，PTSDの可能性のある者が事故後7年を経過しても依然として被災者の40%近くおり，人びとが極めて高い精神的ストレス状態で生活をしていることがわかる。阪神淡路大震災約4年後の調査では約40%（加藤・岩井，2000），新潟県中越地震3カ月・13カ月後の調査では約21%（直井，2009）という報告や，その他の世界における各種自然・人為災害におけるIES-R測定値と比較しても，福島原発事故被害者のストレス度は比較的高いことが明らかである（Tsujiuchi，2016）

　これまでのPTSD研究のシステマティック・レビュー（Neria，2007）によると，PTSDは直接の被災者の30〜40%，救援者の10〜20%，一般市民の5〜10%に認められ，発症のリスクは特に，身体的外傷のひどさ，急激な生命の危険，財産の破壊の程度，致死的状況にさらされた頻度によって高くなることが知られている。さらに，PTSDの発症率は，自然災害が約4〜60%なのに対し人為災害は15〜75%と，自然災害よりも人為災害の方が高いことが知られている。

　ストレス量反応関係理論（Weisaeth，1996）をもとにすれば，IES-Rの得点の高さは災害のインパクトの強さを表しているとも考えられ，我々の調査対象である原発事故被害者が受けている精神的ストレスがいかに高い状態なのかが理解できるだろう。国会事故調査委員会が福島原発事故を人為災害だと結論づけているように，我々の調査結果にも人為災害の特徴が表れていると考えられた（Tsujiuchi，2016；辻内，2017a）。

IV　精神的ストレスの心理的・社会的・経済的要因

　それでは，このような過酷な精神的ストレスは，なぜ続いているのだろうか。筆者らは，表1で示した調査データをもとに，心的外傷後ストレス症状に影響をおよぼす心理的・社会的・経済的要因を明らかにしてきた。IES-Rを目的変数とし，アンケート項目のうちストレス度に関連が認められた心理・社会・経済的要因を説明変数として多重ロジスティック回帰分析モデルに投入して分析したところ，2015年全国調査データからは最終的に図2に示した項目がストレス度に統計学的に有意な影響を与えていることが判明した（辻内，2016）。図内に示した○倍という数値はオッズ比を表し，たとえば「生活費の心配」が"ある"者は"ない"者と比較して，「PTSDの可能性」に対するリスクが2.1倍高いということを意味する。

　「PTSDの可能性」があるほどの強いストレスの関連要因としてあげられたのは，原発事故発生当初に「死の恐怖」を感じたこと，福島県という「ふるさとを喪失」したつらさ，地域の人との関わりの中で避難者であることによって「嫌な経験」をしたこと，悩み・気がかり・困ったことを「相談できる人がいない」こと，「家族との関係」がうま

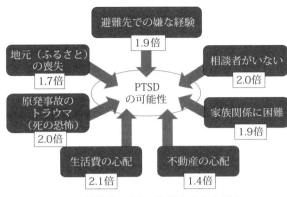

図2　精神的ストレスに影響をおよぼす
心理的・社会的・経済的要因

くいっていないこと，「不動産」や「生活費の心配」があること，といった7要因であった。ここには心理的要因だけでなく，ソーシャルサポートに関連した社会的要因そして経済的要因が，精神的な苦痛に対して複合的に関係していることが示されている。

V 原発事故被害者にみられるトラウマと構造的暴力

原発事故後に被災者・被害者らが追い込まれている状況を分析すると，構造的暴力（structural violence）による不正義・不平等・格差・差別という概念に行き当たる。構造的暴力という概念は，平和研究の創始者のひとりであるガルトゥング（1969）によって生み出された用語であり，現在では国際保健の分野でもよく用いられている。構造的暴力は，暴力を行使する主体（人間）が存在する直接的暴力の対概念であり，社会の仕組みや構造がもたらす間接的な暴力を意味する。暴力は政治・経済・社会・文化などの構造の中に組み込まれており，不平等な力関係や社会的不正義，生活の機会の不平等・格差・差別などとして現れる。医師・医療人類学者であるファーマー（1997, 2003, 2011）も，ハイチの貧困と健康の不平等に認められる構造的暴力と，そこから必然的に生まれる虐待について詳細に分析している。ファーマー（1997）は，ハイチの若年成人の2大死因がエイズと政治的暴力であり，官僚や兵士によって行使される構造的暴力によって，地方の貧困層の生命が侵害されていると述べている。人類学者であり精神科医としてもトラウマ臨床を行っている宮地（2005）も，薬害エイズ被害者・難民・慰安婦・マイノリティといった人々の受けているトラウマと，社会や歴史のもつ構造的な暴力について考察している。

原発事故という暴力は，生活・人生・環境に関わるすべてを根こそぎ奪った。それだけではなく，住民の意向を無視した帰還政策と賠償格差を生み出している政策決定が，継続する構造的暴力となって被災者・被害者の日常生活や人生設計を蹂躙していると言えるだろう。

ここで，トラウマと暴力という観点から原発事故被害を考察してみたい。PTSDの原因となる代表的なトラウマ体験として，戦争体験，テロ・大事故・災害・誘拐・人質・拷問などの体験，身体的・性的暴行，ドメスティック・バイオレンス（DV）や虐待などがある。一般的なPTSDで想定されている暴力は，ほとんどが直接的暴力である。しかしながら，筆者らの調査で明らかになったように，「PTSDの可能性」には各種の心理的・社会的・経済的要因が影響を与えており，ここから構造的暴力によるPTSDという概念が想定できるのである。原発事故以前にDV訴訟を担当することが多かった知人の弁護士が，「原発事故被害者はまるでDV被害者だ」と語っていたのを聞いて，筆者は「社会的虐待（social abuse）」という概念に思い至った。

虐待には，身体的虐待，性的虐待，心理的虐待，ネグレクト，経済的虐待，社会的虐待などが挙げられる。社会的虐待とは，社会から棄てられ，無視（ネグレクト）され，孤立させられ，社会的な参加や活動を阻害される状況を意味する（Kassah, 2012）。医療・福祉・年金などの公的サービスが受けられないことなども行政的な放置であり，社会制度による虐待だと考えられている。さらに広く言えば，社会が誤った社会通念等によって，人びとを差別や貧困や紛争といった劣悪な生活状況に置くことも含む。山野（2009）は，児童虐待が

維持されている社会病理をこの社会的虐待という言葉を使って分析している。山野は，児童虐待を家族病理として位置づける心理主義的な偏りを批判し，家庭福祉予算が GDP 比でも先進国最低レベルであり，政策の不備が子どもの福祉や教育の基盤整備を遅らせ，子どもの人権侵害を引き起こしていると指摘している。

　直接的暴力による DV や虐待と，原発事故という構造的暴力による社会的虐待は，象徴的な類似構造がみられる。DV や虐待の加害者は，爆発的な暴力を振るった後に「反省している」といって懺悔と償いの行為を行うことが多い。被害者は，殴られても蹴られても「愛している」という言葉と態度に依存し，暴力を振るわれるのは「私が悪いからだ」とまで思うようになり，いびつな依存関係から抜け出せなくなる。加害者の権力・権威・パワーによって，被害者の生活や人生がコントロールされていくのである。そして，繰り返される威嚇・強制・脅迫といった身体的・心理的暴力に被害者は服従するようになり，次第に精神的・肉体的に消耗し，社会的孤立に追い込まれるのである（尾崎，2005）。

　原発事故被害の場合は，加害者は生活を根こそぎ奪う暴力を振るっておいて，「悪かった」という意味で精神的慰謝料を支払う。しかし，この精神的慰謝料は謝罪金として支払っているのではなく，現実には日常生活費として使用するように定めている。内閣総理大臣を含む多くの政治家達は，「福島の復興なくして日本の再生なし」と発言する。これは「私は福島を愛している」ことを示す象徴的な言葉だと言えるだろう。しかしこのような愛の言葉とは裏腹に，実際には放射能汚染等の原発事故の問題を日本全体の問題ではなく，福島だけの問題として隔離し，福島県や市町村自治体そして福島出身の住民達に諸問題を押しつけている。また行政は避難指示解除を行うための説明会を開き，そこで「強制的な避難をさせて申し訳なかった」と謝っておいて，住民の反対や不安を押し切っても避難指示を解除している。「安全，安心，大丈夫」という甘い言葉を繰り返して，安全

性が確保されていない従来の放射線管理区域の放射線量を超えたような土地に半強制的に帰還させようとする（辻内，2016）。故郷へ帰還する人びとに対しては経済的支援を惜しまないが，まだ安心して住める状況にないと判断して避難を継続する人びとに対しては，「自己責任」で生活しろと突き放している。福島の農畜海産物が売れないのは，加害者が与えた「実害」であるにも関わらず，「風評」という巧みなレトリックをつかって被害者を守っているように振る舞っている（中田・高村，2018）。

　一方，被害者の方はどうだろうか。原発事故被害者は，自力で生活再建をしようと思っても，失ったものが大き過ぎて経済的にも精神的慰謝料や賠償金に依存せざるを得ない。賠償金を受け取っている人びとには，賠償金を自分に提供してくれている国や東電に恩義を感じる者もおり，なかには，まるで生活保護を受けているかのような感覚に陥り「これ以上税金に世話になるのは申し訳ない」とさえ感じる人びともいる。避難指示が解除されても帰還しない人びとは，「自己責任」という言説の重圧を受けて，生活が苦しいのは避難を選択した自分が悪かったのではないかと思う人までおり，精神的・肉体的にも消耗している。避難先地域での「いじめ」（辻内，2018）や「嫌な経験」から，福島からの避難者であることを隠して生活する人も多く，社会的孤立に追い込まれている。このように被害者は，生活や人生の決定権が奪われ，「避難指示区域の変更と解除，中間貯蔵施設の建設，住宅支援の打切り，賠償金の打切り」といった政策決定に人生・生活が翻弄されていると言えるだろう。これこそ，まさに「構造的暴力による社会的虐待」だと言えるのではないだろうか。

VI　慢性状態の急性増悪（acute-on-chronic）

　社会の仕組みや構造に組み込まれた暴力は，事故後 8 年が経過しても，いまだに原発事故被害者に対して身体的・心理的・社会的・経済的にダメージを負わせ続けている。

ファーマーは，ハイチをフィールドに「構造的暴力とそこから必然的に生まれる虐待」について医療的支援と人類学的研究を続けてきている（Farmer, 1997, 2003, 2011）。ファーマー（2003）は，社会的な諸々の力が個々人の経験として具現化していることに着目し，見えにくい構造的暴力を可視化していくことの重要性を説いている。医師として人類学者として，ハイチにおけるエイズ，結核，その他の感染症や寄生虫病が，政治的・経済的要因によって引き起こされていることを明らかにし，それだけでなく飢餓・拷問・レイプのような極度の苦しみも，社会的要因によってもたらされていることを，いくつもの事例を挙げて実証してきた（Farmer, 1997, 2003）。ハイチにおける構造的暴力は，ハイチの歴史に深く入り込んだ，500年以上にわたる植民地時代からの社会的・経済的圧力だとしている（Farmer, 2011）。2010年にハイチの首都を襲った地震は，ハイチの歴史に組み込まれた社会的悪条件と進行した環境破壊という，いわば慢性病の状態が急性に増悪したものと理解すべきであると，ファーマー（2011）は臨床医学で使われる「慢性状態の急性増悪（acute-on-chronic）」という用語を用いたのである。筆者も，このファーマーの分析に則って，福島原発事故の問題を分析していきたい。

筆者は，福島原発事故に見いだせる構造的暴力の上部構造として「不合理な避難・帰還区域の設定」と「作られた安全・安心神話」の2つが相互に関連しあっていることを指摘してきた（辻内, 2016）。島薗（2013）は，原子力発電所の安全神話が，原発推進の権益や政策との関わりで作られてきたことを精密に論証している。原発事故以前から存在した「作られた安全・安心神話」によって，「不合理な避難・帰還区域の設定」がなされ，この区域の設定により原発事故以後も「安全・安心神話」がさらに強化されていく仕組みができあがっている。筆者がこれまでに述べてきたように，「安全説科学リテラシー」は「核の平和利用」を基底として作られた原子力発電技術を推進しようとする国際機関が提示するカッコ付きの「科学的根拠」に基づいたものだと言えよう（辻内, 2016）。また,安全説の基礎となっている放射線科学は,原水爆という核に関する軍事技術と関連しているため，人体の健康影響についてもほとんどが軍事機密とされてきた歴史がある（中川, 2011）。

チェルノブイリ原発事故の健康影響の問題においても,調査そのものが不確実なだけでなく,科学の政治的な利用が指摘されている。ウクライナにおける長期にわたる人類学的調査を行ったペトリーナ（2003）は,このような現象を「政治的な封じ込めの科学（science of political containment）」と呼んでいる。ペトリーナは福島原発事故後の2013年に本書を改訂しており，その序文に次のように述べている。「私が恐れるのは，チェルノブイリの物語を作った『放射線恐怖症提唱者（radiophobiologists）』たちが日本でもすでに，誰が本当の犠牲者か，という物語を作っているのではないかということである」。複雑に入り組んだ生社会的（bio-social）な現実の中で，ローカルな人間的現実の隔離（リスクの飼い慣らし）がなされてしまい，被害を受けた人びとの苦しみが新たな類の正常性に飲み込まれてしまっている，と述べている（Petryna, 2003）。つまり，福島原発事故後の放射能汚染の現実を生きる人びとの苦悩が，言わば「あたりまえ」の状態，あるいは「何も問題のない状態」として飼い慣らされていく危険性である。

「放射線恐怖症（radiation phobia）」は,「病気ではなく，ひとつの状態であり，つまるところ放射線の生物学的影響に対する恐れである」と言われている（Petryna, 2003）。チェルノブイリ事故の被害にあった住民達のさまざまな自覚症状が，放射線由来ではない心理的・社会的な疾病によるという意味である。放射線恐怖症言説は，チェルノブイリの精神衛生上の影響に関する国際学会で提唱され，チェルノブイリ事故後に繰り返し増産され利用された言説である。この言説の普及によって，放射線の被曝によって将来損傷が判明するかもしれない多くの人口集団が，補償への権利を否定されることになった（Petryna, 2003）。ペトリ

ーナが危惧している通り，わが国においても，「放射線心身症」（加藤，2011）や，「放射線ではがんは増えないが，避難によってがんが増える」（中川，2014）といった，放射線の影響よりも，それを恐怖するストレスの方が人体に害があるとする専門家の言説が拡がっているのは確かである。筆者はこの言説を，心身医学の悪用であると考えている。科学的に最も妥当な立場は，放射線の人体影響がこの先どのような形ででるのかは現段階では「わからない」ということであろう。なぜならば，広島や長崎のデータ，原水爆実験のデータ，チェルノブイリのデータなど，現段階の世界で開示されているデータはいずれも不確実性に富んだものだからである（辻内，2016）。

　それでは，日本における原発事故被害をもたらした構造的暴力の下部構造はどういったものだろうか。第1に考えなければならないのが，「核の平和利用」の名のもとに進められてきた，原子力発電という開発を優先させてきた経済政策と，戦後の国家安全保障体制であろう。原子力発電技術を維持することは，すなわち何時でも原水爆を生産できる技術もつことにつながる。原子力発電所では，ウランを原料として発電した後にプルトニウムが産生されるからである。これを「核兵器製造の経済的・技術的ポテンシャル」と言う（高橋，2012）。自民党の石破氏は，「原発をなくすことはその潜在的抑止力をも放棄することになる」と述べている（朝日新聞，2012）。また読売新聞（2011）は，「エネルギー政策─展望なき“脱原発”との決別を」と題した社説にて，当時の民主党野田政権が脱原発の方針を打ち出していることを批判し，「高性能で安全な原発を今後も新設していく選択肢を排除すべきではない」と述べ，さらには日本が核不拡散防止条約において核兵器の材料になり得るプルトニウムの利用を認められている原状を，「外向的には，潜在的な核抑止力として機能していることも事実だ」と述べている。これは表向きの「核の平和利用」の論理が，裏では「核の軍事利用」に利用されてきたことを意味している。Fujigaki（2015）は，原子力発電が日本の政治的・経済的・社会的・文化的な文脈と密接に結びついていることを明らかにしている。日本は原子力爆弾によって被爆した唯一の国であるにも関わらず，そのネガティブな印象から離脱し，高度経済成長の前進のイメージに乗り，いつのまにか「鉄腕アトム」や「大阪万博」などに象徴されるような原子力に対する肯定的なイメージが醸成されてきたのである。この歴史的な構造が，「安全・安心神話」という構造の下部構造を構成していると考えられる。

　第2に重要な構造として，新自由主義の競争原理にもとづく社会格差を生み出す構造，大企業優先の経済政策による富の不平等分配，中央対地方という地政学的な搾取の構造，が挙げられるだろう。ファーマー（2003）は，新自由主義は競走主導型市場モデルの優位を唱えるイデオロギーであり，社会的・経済的不平等については関心を示さないものだと述べている。また，ラテンアメリカの紛争の大半は新自由主義をめぐる闘いであり，現在も市場優先イデオロギーの保護や拡大という名目のもとで，数多くの人権侵害が発生していることを批判している。高橋（2012）は，福島と沖縄に共通する戦後日本の国家体制に組み込まれた「犠牲のシステム」について論じている。犠牲のシステムでは，或る者たちの利益が，他の者たちの生活（生命・健康・日常・財産・尊厳・希望等）を犠牲にして生み出されて維持され，この犠牲は隠蔽されているか国家や社会や企業といった共同体にとっての「尊い犠牲」として正当化されていると述べている（高橋，2012）。

　同じように原発事故被害者は，戦後の日本に続いてきた経済開発の犠牲者と言えるだろう。すべての原発は地方の「開発」という名目で作られていった。原子力発電所は中央にひとつもない。建設されてきたのは地方の過疎地であり，社会学者の八木（1989）が言うように，中央の経済的利益は地方の過疎地の差別と犠牲の上に成立している。世界に目を向けると，この構造はさらに重層的になっていることがわかる。米国においても，先住民の居住区がウランの宝庫であったために，ナホバ

族らの先住民達は土地を奪われるだけでなく，ウラン開発のための被曝作業に従事させられ，次々と生命が奪われていったという歴史がある（八木，1989）。また広瀬（1987）は，黒人人種差別として知られるアフリカのアパルトヘイトの正体を，文化的な理由よりも政治経済的な理由で作られたことを明らかにしている。ダイヤモンドと金とウランという三大鉱物を一部の白人が占有しようと画策し，先住民の土地を取り上げ，利権が流れないために黒人との結婚を禁止するなどの目的で隔離政策が作られていったのである。日本の原子力発電に使用されるウランの多くは，この南アフリカや近隣のナビビアから不当に搾取して得たルートから入手しているとも言われている。このように，原子力発電を邁進させようとしている利権のいわゆる「原子力ムラ」は，日本国内の中央と地方における地政学的な搾取の問題だけでなく，さらに大きな国際的な利権獲得の政治経済の大きな奔流の一端を構成しているのである。

第3の構造としては，「自己責任論」を基礎とした医療や福祉における社会責任の放棄が挙げられるだろう。筆者はこれまでに，メタボリックシンドローム言説や生活習慣病言説に潜む自己責任論について研究してきた（辻内，2017b）。「メタボ検診」という異名をもつ特定健診・特定保健指導が2008年に日本の健康政策の基軸に据えられたが，この政策は，肥満・脂質異常・高血圧・糖尿病といった疾病は，罹患した人びとが誤った生活習慣をしていたために発症したものだという論理に基づいている。すなわち，健康の責任を自分でとらせようとする「健康の自己責任論」である（浮カ谷，2000）。人びとの生活習慣は，どれだけ個人の責任で改変することができるのだろうか。人びとの生活習慣の多様な側面が社会的・文化的に構築されており，こうした疾病の背景には健康格差や貧困問題が厳然として存在しているのは社会疫学の知見からも明らかである（近藤，2005）。「放射線恐怖症」や「放射線心身症」という病名は，体調不良の原因を放射線被曝を恐れている人の個人の問題に帰する論理である。放射性物質を環境中に大量に拡散させた加害者の責任は全く扱われず，加害者の犯罪的行為そのものを無きものにする巧妙なレトリック，すなわち論理のすげ替えが社会に浸透しつつある。全国に飛散した放射能汚染地図からは，汚染された地域が福島県に限定されていないことは一目瞭然である。しかしながら，放射能汚染による健康調査は福島県民にしか適応されなかった。筆者は国が責任をもって健康調査をすべきであったと考えるが，政府は放射線被曝を福島県民限定のものにしたのである。過去にも，東海村原子力発電所の事故後に白血病に見舞われた住民が，因果関係を認定されずに失意のうちに亡くなっている（NHK東海村臨界事故取材班，2006）ように，今後福島県以外の地域で，放射線による健康影響が疑われる事例が発生したとしても，原発事故との因果関係が認められることはないだろう。

Ⅶ　おわりに

筆者が関わった福島原発事故損害賠償請求事件（平成25年（ワ）第6103号，第19720号）判決要旨には，次のようなことが述べられている。

「本件における対外的な責任は，原子力の利用の一環である原子力発電所の在り方は，事の性質上，国家の政策に関わる問題であって，わが国においても，被告国がその推進という政策を主体的に採用した，（中略）被告国について，本件事故によって損害を被った者との対外的な関係において，その責任を制限すべきではない」

このように，本稿の冒頭で紹介した法廷における判決では明言されなかったものの，判決文には「国の責任」がはっきりと示されている。その意味でも，本裁判は被害者である原告側の「勝訴」と確かに言えるだろう。事故は「万が一にも起きてはならない事故であった」とし，被害者が事故によって侵害された権利として「居住地決定権」を挙げ，原発事故さえなければ，このような事態に陥ることはなかったと述べている。

「本件事故がなければ，自由な意思によって，主体的に判断した上で，自己の生活の本拠を選択し，平穏に，従前の居住地における居住を継続し，そこで得ることができた各種の利益を受けつつその生活を継続するか，そこで得ることができた各種の利益を享受することが可能であった。…（中略）…その（筆者注：放射性物質の汚染の拡大による健康への侵害の）危険を回避するため避難をするかの選択を迫られることとなったところ，そのような地位に立たされることになること自体が，本件区域外原告らの居住地決定権に対する制約であると解される」

さらに，筆者が裁判で関わったポイントである「精神的苦痛・精神的損害」については「平穏生活権」の侵害であるとしている。判決文の本文を詳しくみると，『原告らの被った被害の実相（被侵害利益の侵害の具体的態様とそれのもたらす精神的苦痛）』と題した箇所で，筆者らの行った調査結果が引用されている。

「原告らはこれまでの放射性物質による影響を受けることのなかった日常生活及び社会生活関係そのものを失い，それによって日常的かつ恒久的に生活不穏ないしは健康不安を抱くといった被害にさらされて生きていかなければならなくなったものである。これによる喪失感，不安感，危惧感といった精神的損害は極めて甚大で，深刻で，かつ継続的である。この精神的損害の程度が極めて甚大かつ深刻で，かつ被害が継続していることは，大規模アンケート調査によるデータを分析した辻内の意見書からも裏付けられている」

この文章の後に，精神的苦痛を受けた項目として，①避難過程の苦悩，②苛烈な避難生活，③滞在者の葛藤・苦しみ，④馴染みのある風土や慣習の中での生活の喪失，⑤帰還するとなれば新たに築いた生活基盤を再度離れること，⑥放射線被ばくに対する生涯の不安，⑦生活基盤の崩壊，⑧被害者の分断（平温な人間関係の喪失，変容），⑨家族・親族の分断，⑩避難者（特に区域外避難者）への誹謗・中傷，⑪）子どもたちの受けた被害，⑫帰還の困難さ，⑬被害の継続，という項目がたて

られ，それぞれ詳しく述べられている。判決文を詳しく見れば，認められた賠償額が極めて低いものの，司法によってある一定の損害は正当に評価されたと読むことができるだろう。

現実社会に生起する諸問題に対して人類学者が関わろうとすると，そこには数々の障壁が出現する。その大きな障壁のひとつに「権力・パワー」がある。人類学者が分析者（analyst）や資料提供者（informant）といった現実問題から距離を置いたアカデミックな立場に身を置くならば，大きな危険にさらされることもないだろう。しかしChambers（1985）が言うように，人類学者が公共性に価値基準を置き，社会的立場の低いマイノリティの人々の論理の代弁者（spokesperson）や援助者（facilitator）として動こうとすれば倫理・政治的問題を避けて通ることはできないのである。

行動する医療人類学者ファーマー（2012）は，「私が目撃したすさまじい侵略行為は偶然ではない。複雑な社会状況から生まれるそうした犯罪は予測可能であり，まさに進行中だ。それらは"権力の病理"である」と述べている。本稿で分析してきたように，原発事故被害者を苦しめている構造的暴力は，その下部構造まで知れば他人ごとではないことがわかる。ファーマーも，権力の病理には「関係していない者などいるのだろうか」と述べており，「私たちは犠牲者を生む社会的・経済的秩序から利益を得ている」のである。本稿のような論考を執筆していると，自分達が被害者の一部であることに目が向きがちである。しかし同時に，私たちは構造的暴力を生産し続けている加害者の一人でもある。では，どうすれば，この暴力を減らし，被害を最小限にしていくことができるのだろうか。引き続き読者と共に考えていきたい。

研究助成：本書に掲載された研究は，以下の研究費の助成を得て行われた。早稲田大学特定課題Ａ（2013）「災害支援の人類学」（辻内琢也），日本学術振興会科研費補助金基盤Ｃ（2013～2015）「原発事故広域避難者のストレスに対する研究」（代表：辻内琢也），早稲田大学人間総合研究センター・一般研究プロジェクト（2016～2018）「復興の人間科学」（代表：辻内琢也），日本学術振興会科研費補助金基盤Ｃ（2016～2019）「原

発事故被災者の震災関連死・震災関連自殺に対する社会的ケアの確立」（代表：辻内琢也）

文　献

朝日新聞（2012年1月11日）（核なき世界へどう歩む：下）土山秀夫さん・梅林宏道さん対談.

Chambers, E.（1985）"The Beginning" in Applied Anthropology. Eaglewood Cliffs, NJ: Prentice-Hall.

Farmer, P.（1997）On suffering and structural violence. In: Kleinman, A., Das, V., & Lock, M.（Eds.）: Social Suffering. Berkeley and Los Angeles, California; University of California Press, pp.261-283.（坂川雅子訳（2011）人びとの『苦しみ』と構造的暴力. In：他者の苦しみへの責任. みすず書房, pp.69-101.）

Farmer, P.（2003）Pathologies of Power. Berkeley and Los Angeles, California; University of California Press.（豊田英子訳（2012）権力の病理. みすず書房.）

Farmer, P.（2011）Haiti After the Earthquake. New York; Public Affairs.（岩田健太郎訳（2014）復興するハイチ. みすず書房.）

Fujigaki, Y.（2015）The processes through which nuclear power plants are embedded in political, economic, and social context in Japan. In: Fujigaki, Y.（Ed.）: Lessons from Fukushima. Switzerland; Springer International Publishing, pp.7-25.

Galtung, J.（1969）Violence, peace, and peace research. Journal of Peace Research, 6(3); 167-191.（高柳先男・塩屋保・酒井由美子訳（1991）構造的暴力と平和. 中央大学出版部.）

広瀬隆（1987）危険な話. 八月書館.

加藤寛・岩井圭司（2000）阪神・淡路大震災被災者に見られた外傷後ストレス障害. 神戸大学医学部紀要, 60(2); 27-35.

加藤直哉（2011）放射線心身症？　医療科学社.

Kassah, A. K., Kassah, B. L. L., Agbota, T. K.（2012）Abuse of disabled children in Ghana. Disability & Society, 27(5); 689-701.

木村玲欧（2010）定性的・定量的評価から明らかになった被災者行動と生活再建のようす. In：林勲男編：自然災害と復興支援. 明石書店, pp.247-278.

近藤克則（2005）健康格差社会. 医学書院.

宮地尚子（2005）トラウマの医療人類学. みすず書房.

中川恵一（2014）放射線医が語る福島で起こっている本当のこと. KKベストセラーズ.

中川保雄（2011）放射線被曝の歴史（増補版）. 明石書店.

中田英樹・高村竜平編著（2018）復興に抗する. 有志社.

直井孝二（2009）新潟県中越地震後の地域メンタルヘルス活動. 日本精神医学誌, 18; 52-62.

Neria, Y., Nandi, A., Galea, S.（2007）Post-traumatic stress disorder following disasters. Psycho Med, 38; 467-480.

NHK「東海村臨界事故」取材班（2006）朽ちていった命. 新潮社.

小國和子・亀井伸孝・飯嶋修治（2011）支援のフィールドワーク. 世界思想社.

尾崎礼子（2005）DV被害者支援ハンドブック. 朱鷺書房.

Petryna, A.（2003）Life Exposed. Princeton University Press.（粥川準二監修（2016）曝された生. 人文書院.）

島薗進（2013）つくられた放射線「安全」論. 河出書房新社.

高橋哲哉（2012）犠牲のシステム福島・沖縄. 集英社.

辻内琢也・増田和高・千田瑛子ほか（2012a）原発避難者への官民協同支援体制の構築. 日本心療内科学会誌, 16(4); 261-268.

辻内琢也・増田和高・永友春華ほか（2012b）原発避難者への長期的支援を考える. 人間科学研究, 25(2); 273-284.

辻内琢也（2012c）原発事故避難者の深い精神的苦痛. 世界, 835; 51-60.

辻内琢也編（2013）ガジュマル的支援のすすめ. 早稲田大学出版部.

辻内琢也（2014）深刻さつづく原発事故被災者の精神的苦痛. 世界, 852; 103-114.

Tsujiuchi, T., Yamaguchi, M., Masuda, K. et al.（2016）High prevalence of post-traumatic stress symptoms in relation to social factors in affected population one year after the Fukushima nuclear disaster. PLoS ONE, 11(3); e0151807. doi:10.1371/journal.pone.0151807.

辻内琢也（2016）大規模調査からみる自主避難者の特徴. In：戸田典樹編著：福島原発事故—漂流する自主避難者たち. 明石書店, pp.27-64.

辻内琢也（2017a）原発災害が被災住民にもたらした精神的影響. 学術の動向, 22(4); 8-13.

辻内琢也（2017b）"メタボ"の誕生. In：本堂毅・平田光司・尾内隆之・中島貴子編：現代の科学リテラシー. 信山社.

辻内琢也（2018）原発避難いじめの実態と構造的暴力. In：戸田典樹編著：福島原発事故—取り残される避難者. 明石書店, pp.14-57.

Tsujiuchi, T.（2019）Post-traumatic Stress Due to Structural Violence after Fukushima Disaster. Japan Forum: doi:10.1080/09555803.2018.1552308.

辻内琢也・増田和高編（2019）フクシマの医療人類学. 遠見書房.

辻内琢也・滝澤柚・岩垣穂大（2019）原発事故避難者受入れ自治体の経験. In：関谷雄一・高倉浩樹編：震災復興の公共人類学. 東京大学出版会.

浮力谷幸代（2000）予防医学—医療的言説に抗する新たな身体. 現代思想, 28(10); 132-152.

Weisaeth, L.（1996）PTSD: The stressor-response relationship. In: Giller, E.L., Weisaeth, L.（Eds.）: Post-traumatic Stress Disorder. Bailliere's Clinical Psychiatry vol.2. London; Bailliere Tindall, pp.217-228.

八木正編（1989）原発は差別で動く. 明石書店.

山野良一（2009）"社会的虐待"論序説. 総合社会福祉

医療人類学——いのちをめぐる冒険

心理療法家にとっての人類学
もたらされるものと失われるもの

東畑開人 *

* 十文字学園女子大学／白金高輪カウンセリングルーム

I　はじめに——ありふれた心理療法家

　私は今，東京でカウンセリングルームを開業している。さまざまなクライエントが，さまざまな理由でそこを訪れる。どちらかというと，他者とどう付き合っていくかという親密性の問題を抱えた人が多いけれど，これからどのように生きていくのかというキャリアの問題を考えたい人もいるし，自分の生きづらさの正体を知り，解決したい人もいる。いずれにせよ，そういう人たちの苦悩を引き受け，お互いのリソースを勘案して，可能な範囲で心理学的な作業を行う。それが街のありふれた心理療法家の仕事だ。

　そう，私は「ありふれた心理療法家」だ（東畑，2017）。名人芸を駆使するわけではなく，人々を魅了するマスターセラピストでもない。心理療法においてときにはドラマチックな展開が起こることはもちろんなくはないけど（心理療法だからそういうことは当然起こる），基本的には粛々とクライエントに必要なものを供給し続けることを仕事にしている。困った人に対して，スペシャルな何かをもたらすわけではないけれど，普通に役に立てる心理療法家だと思う。実際，そういう心理療法をクライエントに必要としてもらっているので，カウンセリングルームの経営は維持されている。これからもずっとそういう心理療法をやっていくと思う。

　私はそういう「ありふれた心理療法家」になれたことに満足感を覚えている。同年代の心理療法家を見渡すと，きちんと臨床と自己研鑽を行ってきた人たちはもちろん「ありふれた心理療法家」になっていて，そのうえでさらなる高みを目指している。スペシャルな臨床家になるために，精神分析やユング派心理療法などの高度な専門資格を取得しようと研鑽を続けている。私自身ももちろん，研鑽自体は続けているにしても，彼らほどの熱意はそこにはない。人生の大きな部分（時間とお金のことだ）と引き換えに，厳しい条件の訓練を受けようとするような決意まではない。そこには2つの理由がある。

　ありふれた心理療法家であることに，私が深い達成感を感じているのが理由の1つだ。そこが私の目指してきたところだった。というのも，私の場合，ありふれた心理療法家になることを非常に困難なことだと感じてきたからだ。

　私は初期訓練を受けているとき，自分が普通に役に立てる臨床家になることができないのではないかと不安に思っていた。その内実については後述するが，その困難は人類学を学ぶことによって乗り越えられた。人類学が私をありふれた心理療法家にしてくれたのだ。だから，私はそのことに達成を感じている。

　だけど，その一方で，人類学は私から「スペシャルな心理療法家になりたい」という野望を奪い去ったと感じている。人類学がありふれた心理療法家以上の何者かになろうとするモチベーションを削いだように思うのだ。これが2つ目の理由だ。人類学によって，失われたものは確かに存在して

いる。

だから，問いたい。人類学は心理療法家に何をもたらし，そして何を失わせるのか。このアンソロジーは，医療人類学に関心のある人たちが，その導入編として読むものだと思うから，その作用と副作用をここに書いておきたい。

Ⅱ　心理療法の何がわからなかったのか

私は長いこと，心理療法のことがよくわからなかった。多くの本を読んだし，多くの実践をもったが，わからなかった。本に書いてある内容自体は理解できる。心とはいかなるものであるのか，そしてどのようにして心に働きかけるのか，そういうことについては書いてあったから理解できる。しかし，最も肝心な部分について理解できなかった。

肝心な部分とは何か。それは「心理療法は何を目指すのか」という問題だ。これは心理療法家という仕事をする上で，根幹の部分だ。なぜなら，「何のために心理療法をするのか」という基本的な設定に関わることだからだ。

おかしなことと思われるかもしれない。そういうことは教科書の1頁目に書いてあるのではないか，そう言われるかもしれない。そう，「心の健康を回復するため」に，心理療法は行われる。シンプルなことじゃないかと言われれば，確かにそうだ。だけど，私はそこに躓いてしまった。「心の健康」が何なのかが，まるでわからなかったからだ。

私が初期教育を受けた大学院は，心理学者のユングとロジャースの影響を強く受けているところだった。それはある時期まで日本の臨床心理学のスタンダードだったありかただったから，少なくない心理療法家が同じ文化を体験しているのではないかと思う。

この2人には多々異なる点があって，理論構成や心理療法の実際はまるで違うのだけど，だけど治癒というものを相対化して捉えているという点では共通点もあった。ユングが「個性化」といい，ロジャースが「自己実現」といったように，彼らは心理療法の目標を，社会的規範が定めたものを超えて，個人が固有の価値を見出していくということに置いていたからだ。

この点を，河合（1992）が「心理療法とは何か」という論考で明確に論じている。「治す」ではなく「治る」という表現を用いることで，治療者の押し付けで「クライエントの本来的な生き方を歪ませようとしていないか」と注意を喚起し，クライエントの自己治癒力が発現することで，「治癒のプロセスが自然に働く」のが心理療法であると語っている。これを一歩推し進めた皆藤（1997）は，「治す」でも「治る」でもなく「生きる」をモデルとする。つまり，慢性疾患のように「治癒」がないクライエントにあっても（そして，「生きる」とはすべての人にとって「慢性疾患」である），「いかに生きるか」をテーマに心理療法が行われることを強調したのである。心理療法とは「生き方」に関わる，そう私の師は語っていた。

そのような心理療法論は常識的な治療モデルを覆しているように当時の私は感じて，強く惹かれた。しかし，そういうモデルを携えて，実際の臨床と出会ったときに，私の思考はひどく混乱してしまった。なぜなら「いかに生きるか」には答えがなく，本質的に多様性を尊重するものであるので，治療の中に生じるものの良し悪しを判断することができなかったからだ。「個性化」や「自己実現」という言葉は魅力的ではあるが，本質的にアナーキーなものだ，と私は思う。そう，読書の対象として楽しむ分にはいいけれど，臨床をする上ではそれらは激しい葛藤を引き寄せるものだった。

私の受けた初期訓練では，「寄り添う」とか「見守る」とか「抱える」とか，そういうクライエントの「自主性」を尊重し，それを発現させるためのサポートを推奨する言葉が多く語られていた。このとき，その「自主性」のうちのいかなる部分が「悪性」で，いかなる部分が「良性」なのかの判断を行うロジックが，そこにはなかった。そして，そう判断しないことが心理療法家の専門性だと語られていた。実際それはケースカンファレンスで提示されるアセスメントが，きわめて現象学的なものであったことに色濃く反映されていた。クラ

イエントの生きている世界の描写がなされ，その世界に「寄り添っていく」とか「抱えていく」という治療目標が掲げられていた。そこには目指すべき治癒像はなかった。治療とは個性化のプロセスであり，それによってもたらされる生き方は多様であって，「個性化」の定義上，結果を誰にも予測できないからである。さらに言えば，予測しないことで，「個性化」は真になされると考えられていたのである（もちろん，私がそう受け取っていただけの可能性もある）。

しかし，そういうロジックでものを考えると，心理療法が果たしてクライエントの役に立つものなのかどうなのか，その価値は極めて不鮮明になってしまう。すると，方針がないので，心理療法で何も介入ができず，それこそ「寄り添う」ことしかできなかったから，私はクライエントの「自主性」に振り回されることになった。そして，それでは心理療法になっていないと言われた。今となってみれば，自分でもそう思うのだが，当時の私にはその代替案が見当たらなかった。訓練で語られる「生き方の多様性」という言説を正面から受け止めたことで，私は心理療法家として完全に機能不全に陥ってしまったのである。

私はあまりにナイーブだったのだろう。そして，あまりに演繹的だったのだろう。実際，教員や周囲の大学院生は，確かな価値の指針をもって，心理療法に取り組んでいたからだ。

例えば，当時の助手は「クライエントが自殺をしようとしたら，僕は止める」と言っていて，それに私が激しく食いついたことがある。三島由紀夫の自決がそうであるように，個性化という理論装置がある以上，自殺には良い自殺もあるはずだから，一概に止めることはおかしい。そして，それが良いものか悪しきものかは，「意識できないもの」という「無意識」の定義上，誰にも判断できないのではないかと反論したのだ。このとき，助手は「臨床的に判断して止める」と言っていたが，この「臨床的」というマジックワードは私にはブラックボックスのように感じられ，理論的な裏付けのないものとしてしか受け取ることができなかった。

あの頃，ときどき，私は知性偏重であると言われていた。確かにロジックに振り回されていた（振り回すのではなく）という点ではそれは正しかったのだけど，決して詭弁を振り回していたわけではなかった。私は実際に，日々の臨床実践で方向喪失に陥っていたから，それは切実な問題だったのだ。多分，そのことは当時誰にも理解されていなかったように思う。何が良くて，何が悪いのか。私はそこに混乱していて，切実にその答えを求めていた。

そこに暗黙知があった，と気が付いたのは，その後しばらくたってからだった。大学院には一方で明示されている教科書的な知がある一方で，もう一つ定式化されず，言語化もされない暗黙知があって，その暗黙知が実は心理療法家の価値判断を可能にし，心理療法の指針を決定していた。しかし，私だけが，その定式化されていない暗黙知にアクセスできずにいたのである。いや，違う。別に隠されていたわけではない。教員や先輩の言葉の端々にその暗黙知は匂わされていて，そこには明確な価値観があったのだが，私は理論的に明示されていない以上，その暗黙知を基礎づけられていないものと感じて，肯定も否定もできなかった。そう，私は暗黙知に同一化できなかったのだ。

だから，私は博士論文を書いた後に，アカデミックなキャリアではなく，沖縄の小さな精神科クリニックに就職することにした。周囲の人たちは大学のポストが空くのを待ち，教育される側から教育する側に移るというキャリアを選択していたが，私は自分が教育する側になることは，学生に対しても，自分に対しても，欺瞞になってしまうと思っていた。心理療法の中核部分がわからないままに，若い人の教育に参加したら，自分はダメになる。だから，私はフルタイムの臨床職に就き，実践を続けることにした。中心から遠く離れたところで，考えることを続けることにした。

Ⅲ　シャーマニズム・精神分析・イワシの頭

沖縄で私は２つの治療と出会った。１つは精神

分析的心理療法だ。私は精神科クリニックで心理療法の仕事をしながら、シニアの精神分析的心理療法家からスーパーヴィジョンを受け始めた。週に１度、電話でケースを報告し、その中身について話し合うことを始めた。そこでは「いかなる生き方が良いかわからない」という私の葛藤をよそに、精神分析的な解釈枠組みによるアセスメントがなされ、明確な治療方針が示された。「精神分析的にはこう理解して、こう介入する」ということを、スーパーヴァイザーは自信を持って語っていた。そのような明示的指針は、私にとっては同一化することが可能なものであった。そのロジックは見えるものだったからだ。

同じように、私は日々シャーマニズムに触れていた。クリニックには沖縄の民俗的治療者であるユタがよくやってきたし、クライエントの中にはユタの治療を並行して受けている人もいた。東畑（2017）で描いたように、実際に自分が「カミダーリ」という憑依になった人との心理療法も経験した。すると、ユタの治療もまた、「カミダーリ」などの明確なアセスメントを下し、それに基づいて治療方針が示され、実践されていることがわかった。

このとき、精神分析とシャーマニズムが同じような構造で治療を行っていることに、私は気が付いた。アセスメントを行い、そしてそこに内在している方針に従って、治療を構成し、クライエントの変化を狙っていく。今思えば、本当に当たり前のことではあるのだが、それは私にとっては新鮮なものだった。「生き方の多様性」言説によって、私はクライエントの生き方をある方向に偏らせることに罪悪感を覚えていたからだ。だけど、精神分析だけではなく、シャーマニズムでもそのようにして治療を行っていることは、私の思考を一歩前に進める勇気をくれた。

この治療の同型性を目の当たりにしていたこの時期に、私は人類学関係の文献に触れていくことになった。Lévi-Strauss（1958/1972）はまさに精神分析とシャーマニズムの同型性を論じていたし、FrankとFrank（1991/2007）は「暗示」と「説

得」という観点から、さまざまな治療の共通要因を探ろうとしていた。江口（1988）の「狐憑き」の論文や、北中（2014）の「うつ」についてのモノグラフに触れたのもこの頃だったと思う。文化や社会という変数を視野に入れながら、「治療」というものを可能にする構造を見ることに少しずつ慣れていった。中でも決定的な影響を受けたのは、Kleinman（1980/1992）の「臨床人類学」であった。

Kleinmanのヘルス・ケア・システム論、とりわけ説明モデル論は、精神分析とシャーマニズムの同型性を理解し、心理療法の構造を認識するうえで、決定的な意味があった。そこでは、治療が説明モデルの相互交渉として描かれていて、そのようにして説明モデルに基づいた治癒がもたらされると語られていたのである。これは価値の問題を解くうえで大きなヒントになった。なぜなら、「いかなる生き方が良いのか」という問いの答えは、説明モデルの中に含みこまれていると考えることができるからである。そう、それまで私は「クライエントの自主性」というブラックボックスを前に立ちすくんでいたわけだが、精神分析的なアセスメントをするならば、精神分析的な善悪の価値基準によって、良き生き方が構成され、シャーマニズムのアセスメントは同じ構造で、別の価値を構成するという考えは納得のいくものだった。

このことをより明確に実感したのが、沖縄のスピリチュアル・ヒーラーを対象としたフィールドワークであった（東畑、2015）。私は心理療法を一番遠いところから見てみたいと思っていた。そこで「天使を呼び出す」とか「手から金粉を出す」とか「心のブロックを外す」などを行う民間療法を見て回ることにした。それは「Talking Cure」である点で心理療法と同じだったが、もちろんアカデミックな臨床心理学からすると荒唐無稽としか言いようのないものだった。にもかかわらず、彼らが確かに治療に成功することもあるとするならば、そこから心理療法のことを理解できるのではないかと考えたのだ。そのようにして、目撃されたのは、彼らの治癒が「軽躁状態」の主体を形作

ることを意味していたことであった。それは精神分析的な枠組みから見れば健康とは言い難いように私には思えたが，彼らにとってはそれこそが健康であり，治癒であった。そこには多様な生き方があった。治癒像の価値は，治療者の理論的枠組みによって判断されるしかないことが私に実感された。

人類学が私にもたらしたのは，心理療法の構造についての認識であり，そのようにして各心理療法がそれぞれの形の治癒をもたらすことについての認識であった。より重要なのは後者だ。ここに，心理療法家が人類学を学ぶ上で得られる最大の収穫があると私は考えている。

すなわち，それまで私は「クライエントの自己実現」という素朴にして，本質主義的なテーゼを抱いていたが，人類学はそこから解放してくれた。心理療法にあって，クライエントは外から手垢をつけられない白紙の自己を実現するわけではないということだ。そこで生じる新たな自己は，治療者のオリエンテーションに深く影響を受ける。例えば，精神分析的心理療法によってクライエントは問題を内部に見出す心理学化を受けて，自立した近代的自己を生成する。シャーマニズムは問題を（祖先霊という形で）外部に見出し共同体との深い繋がりを築く前近代的自己を作り出す（Young, 1976）。あるいは昨今の社会学的研究によれば，人間観や思想をもたないと自称する認知行動療法にあっても，そこでは「リスク回避の自己コントロール」を行う新自由主義的な自己が作り出される（平井, 2015）。言ってしまえば，イワシの頭も癒すことができるが，そうして癒された人はイワシの頭的に生きていくことになる，ということだ。

訓練時代に私に見失われていたのは，個性化とはユング的な思想の元での主体形成であり，自己実現とはロジャース的な思想の元での主体形成であったということだ。心理療法とはそれぞれの人間観に基づいて，人間を形成する営みなのだ（Kirmayer, 2007）。クライエントの自己は無菌室で培養されるのではなく，そこには激しいインタラクションが生じている（それは思えばユング本人が語っていたことだった ［Jung, 2018］。したがって，治療者がいかに人間というものを捉えるかという価値観が心理療法では大きな役割を果たしている。ここに暗黙知があった。心理療法から極力価値観を排除しないといけないという言説の裏には，そういう言説に内在する強い価値観があったわけだ。心理療法とはむしろ価値観の営みであったのだ。

IV　心理療法家とは何者か

以上の結論に至り，それを書物として刊行するとき（東畑, 2015），実は私は強い葛藤を経験した。心理療法が白紙の自己実現ではなく，心理療法自体の価値によって人間をかたどるという見解は，従来の教育で明示的に示されてきたこととは違ったため，「こんなこと言ってしまっていいのだろうか」と不安になったのである。心理学的に言えば「超自我不安」である。沖縄のスピリチュアル・ヒーラーのフィールドワークを終えた次に，私は同じ理論的装置を基に心理療法家について分析したいと考えていたが，それは自分を育ててくれた人たちを相対化する不遜な企てになるのではないかと危惧していた。

そのようなときに Davies（2009/2018）がイギリスの力動的心理療法の訓練機関をフィールドワークした書物とめぐりあった。この書物は2つの意味で私に安心をもたらした。1つは私の抱えていた超自我不安の正体を明らかにしてくれたことで，もう1つは自分が日本の心理療法家について書く必要がなくなったということだった。したがって，直ちに私はこの書物を翻訳することにした。

Davies が扱っていたのは，心理療法家は，訓練の過程でただ専門的技能を身に着けるだけではなく，特異な主体へとかたどられるということである。セラピーを受け，セミナーに出席し，スーパーヴィジョンに参加することで，訓練生は新しい人間へと鋳直され，心理療法家コミュニティの一員になるプロセスが，そこには描かれていた。

ここで興味深いのは，「パーソンフッド」と「疑惑のマネジメント」という Davies の提出した概念

である。前者は「人間であること」とでも訳されるのだろうが，それはコミュニティの正規のメンバーであり，大人として扱われることを意味している。つまり，発言権を持った「人間であること」，それがパーソンフッドである。訓練機関では教える側には「パーソンフッド」があり，訓練生にはない。それはセラピーを受け，臨床経験を積んだがゆえに無意識の世界を「知るもの」であることに根拠づけられる。訓練生はいまだそれらの経験をしていないがゆえに「知らないもの」としてパーソンフッドの欠如を実感させられることになる。「パーソンフッド」という概念が心理療法界にとって重要なのは，それが心理療法の治癒概念によって基礎づけられているからだ。すなわち，そこにはヒエラルキーがあり，かつそのヒエラルキーが教えている理論そのものによって基礎づけられているのである。これはいわゆるアカデミックな研究者コミュニティの水平性という建前とは異なるコミュニティの在り方だと言えよう。

このヒエラルキーに対して挑戦しようとするときに発動するのが「疑惑のマネジメント」である。例えば，分析理論に異議を唱える場合，それは議論の対象とはされず，「彼はナルシシスティックだから」のような分析理論の宇宙に回収されてしまうということだ。「神がいない」と言うと，「悪魔が憑いている」と言われてしまうのと同じ構造である。神学理論への挑戦は神学理論の範疇でスティグマとして位置づけられていくのである。

訓練生は上記の2つの概念によって，自身の所属するコミュニティの価値観や人間観に強く同一化していく。そのことが価値の営みである心理療法を可能にする。ただし，同時に，自身が属する学派に対して批判的な議論を行うことが難しくなってしまう。

以上の議論は，心理療法を人類学的に考えることにまつわる私の超自我不安を説明するものでもあり，私の訓練時代の不適応をよく説明してくれるものであった。私は訓練機関にあった価値観に同一化することに失敗していたのである。そして，公式見解とは違った説明を導入しようとする私は，

自分がまるで悪魔にそそのかされたように感じていたのだろう。

いずれにせよ，価値の営みとしての心理療法において，そのプレイヤーである心理療法家自身がその価値に同一化していくプロセスが必要になるということが，Davies の本を翻訳するプロセスで理解されるようになった。この気づきは，他学派の人間と対話をしていくうえで実りのあるものだった。なぜなら他学派の心理療法家が異なる価値観を持っていることを自明とし，そのときに論議すべき問題を明確にしてくれたからである。そして，他学派だけではなく，他職種や市場のプレイヤー，そして社会学や経済学など他のディシプリンの研究者たちとの交流を可能にしてくれた。本論文がこの学際的な雑誌に掲載されているのは，その結果に他ならない。

Ⅴ　臨床論と社会論

以上の認識を基に，私の関心はその後，2つの方向に向かっていった。

第1は「ありふれた心理療法」というコンセプトである。心理療法が人間観による主体形成の営みであり，そこに説明モデルの相互作用が生じていることを踏まえるならば，心理療法家を対象とした教育分析やセラピーとは異なり，一般臨床は妥協の産物となる。すなわち，ほとんどのクライエントが自身の生活世界のなかでの生きづらさの解消を目的として来談している以上，それぞれの心理療法理論による主体形成の完遂を目指すことは倫理的に望ましくなく，現実的にも不可能である。よき臨床とは，心理療法の価値観とクライエントの生活世界の価値観が交渉し，そこに両者の妥協がなされることに他ならない。したがって，妥協や交渉ということを肯定して，その結果生じる不純で混淆した治癒像を臨床的に理解する枠組みが必要であった。それを私は「ありふれた心理療法」と表現した（東畑，2017）。

以上の構えは価値観の多様性を肯定するものでもあるのだが，それが単なるアナーキズムに堕することなく，批判的吟味と専門職的信頼性を獲得

するためには，社会論や文化論が必要とされることになる。すなわち，心理療法の価値観とクライエントを取り囲む環境の価値観との交渉を考えるためには，クライエントが生きている社会や文化についての理解が必要とされるのである。この点で，私は人類学のみならず，社会学や現代思想に接近していくことになった。現代における家庭や労働とはいかなるものか，社会階層の問題をいかに考えるか，「社会的苦悩」の側面を考えることが必要とされたということだ。そこで生きづらさを生じさせているものは何で，そしてその解消のために心理療法という限定された手段でなしうることは何であるのかを整理し，明確化することが，日々のありふれた心理療法での，原理原則では決定できない価値判断を可能にしてくれた。

重要なことは，例えば新自由主義論のような現代社会そのものを分析する社会科学的な研究は，クライエントの生きる生活世界のみならず，心理療法家という仕事を取り囲む環境をも記述するものであったことだ。力動的心理療法が退潮し，認知行動療法が上昇していることが日本のみならず世界的トレンドであることや，当事者運動の上昇による専門家に期待される役割の変化の背景には，福祉国家から新自由主義国家への移行が影響していると理解することは有益だった。それは心理療法家という仕事そのものへの批判的内省を可能にしてくれた。

心理学は個人の内面の次元で問題を理解しようとするのに対して，人類学はそれを取り囲む社会の次元から問題を理解しようとする。したがって，本来はその両者によって，臨床はより精緻に理解されるだろう。

臨床心理学も本来はそのような社会学的想像力を備えていたのだが，日本では 1970 年における日本臨床心理学会の分裂以降，心理学的想像力を重視することが主流となり，社会学的想像力は軽視されてきた（東畑，2017）。

この点で人類学は私に多くをもたらした。心理療法が価値をめぐる営みであること，心理療法家がその価値を深く内面した存在であること，そし

てそれらを社会の価値との間でいかに位置づけ実際に機能していくかという問題意識。したがって，人類学は私をディレッタントにして，批評家にしたわけではない。そうではなく，「ありふれた心理療法家」としての私にとって喫緊の臨床的な問題への方法を人類学は与えてくれたのだ。

VI　本物のシャーマンは笑わない――　　失われたものとケサリード

以上，私が心理療法家として人類学から得たものについて書いてきたのだが，当然失われたものもある。端的に言えば，私は孤独になった。

私はユンギアンの中で教育を受け，その後精神分析的心理療法の訓練を受けてきたが，同時にそれらを人類学的なまなざしから見ることを続けてきた。私が心理療法家になるために，それが必要であったことはすでに十分に述べてきた。

しかし，そのような作業は同時に，私に心理療法家コミュニティと距離を取らせることになった。心理療法を学び始めた当初，私は心理療法が語る神話に深く惹きつけられていたわけだが，人類学がもたらす相対化によって，その神話の威光は消え，ひとつの物語，あるいは「おはなし」に見えるようになった（東畑，2018）。それは決して，その物語の価値を否定しているわけではない。心理療法理論という物語は，見えないものを見せてくれて，理解しがたいものを説明してくれる有用なものである。しかし，そうだとしても，それは私にとってはあくまで物語であって，もはや神話ではなくなった。

すると，心理療法家コミュニティへのコミットは減退せざるを得ない。その神話共同体の内側で神話に習熟し，より深く神話を内面化し，そのヒエラルキーの上位を目指す営みが，自分自身の生のまとまりを維持するのに十分ではなくなってしまう。それは何かしらの学派の心理療法家としてイニシエートされるために不可欠なものを失ってしまったことを意味している。そして，このことは心理学理論抜きには行うことができない心理療法の特性上，心理療法家としての危うさにもなっ

ているように思う。この点は人類学を学ぶ上で重要なことだし，心理療法教育のいかなる段階で人類学を学ぶべきかという問いにもつながるだろう。

　しかし，こう私が語っていることに用心しておかないといけない。これからどうなるかはわからないからだ。なぜなら，私はそれでも今も心理療法を続けているからだ。なんだかんだ言って，私は今日も自分のオフィスでセラピーを行っている。そして，自分もまたセラピーを受け，そしてスーパーヴィジョンを受けたり，行ったりしている。セミナーを受け，自分自身もセミナーで話をしている。私は心理療法コミュニティの片隅にとどまり続けている。私は心理療法家なのだ。

　そして，自分がセラピーを行う中で，私は人類学的想像力と共に，心理学的想像力を働かせている。クライエントの葛藤を読み取り，反復される転移を生き，逆転移をモニターして，そして解釈を行っている。そういうときの私は心理学をベタに生きている。そのリアリティを確かに感じている。

　ケサリードのようなものだ。Lévi-Strauss（1958/1972）によれば，魔術には仕掛けがあるのではないかと疑って魔術師に弟子入りしたケサリードは，そこに仕掛けがあると知りながら，あえてそれを活用して治療を続けているうちに，周囲から大魔術師と呼ばれるようになった。彼はその果てに以下のように語った。

　「一度だけ，私は吸い出しで病人を治療するシャーマンを見たことがあるが，彼が本物のシャーマンだったか，真似事をしているかをどうしても見破ることができなかった。しかし，次の理由だけでも，私は彼がシャーマンだったと思う。すなわち，彼は，癒してやった人たちが，報酬を支払うことを許さなかったのだ。しかも，実際，私は彼が一度も笑ったのを見たことがない」

　そう，「はじめはあれほど嘲笑していたこの術の欺瞞性のことは，すっかり忘れてしまったかに見える」と Lévi-Strauss がコメントしているように，治療者として活動し続ける中で，ケサリードは最後には「本物のシャーマン」が存在することを前提とし始めた。治療者であるとはそういうことなのだ。

　ケサリードは本物のシャーマンは笑わないと言った。笑いとは相対化の作用だから，本物の治療者は笑わない。治療者は本質的な部分で笑わない。表面的には笑うこともある。笑顔の治療者もいるだろう。だけど，治療者とは彼の世界観に対して真面目であり，真剣なのだ。だから，本物の治療者は笑わない。この点，人類学は表面的にしかめ面をしていても，世界から，あるいは人間観から，身を引き離して笑っている。

　だから，私もまた，そのうち笑わなくなるかもしれない。あるいは，笑いながら，それでも治療者であることに持ちこたえ続けていくかもしれない。どうなるのだろう。未来のことはわからない。

　人類学は心理療法家に笑いをもたらす。その代わりに「本物」を失わせる。神話は物語の一つになってしまう。だけど，「本物」がなくても，人生がそれなりに進んでいくのもまた事実だし，ケサリードがそうであったように，治療の成功のために必ずしも「本物」が必要とされるわけではないという事実もある。ここには葛藤がある。

　いずれにせよ，人類学は心理療法家に葛藤をもたらす，と私は思う。

文　　献

Davies, J.（2009）The Making of Psychotherapists.（東畑開人監訳（2018）心理療法家の人類学. 誠信書房.）

江口重幸（1988）滋賀県湖東一村における狐憑きの生成と変容. 国立民族学博物館研究報告, 12(4); 1113-1179.

Frank, J. & Frank. J.（1991）Persuasion and Healing.（杉原保史訳（2007）説得と治療. 金剛出版.）

平井秀幸（2015）刑務所処遇の社会学. 世織書房.

Jung, C. G.（大塚紳一郎訳, 2018）心理療法の実践. みすず書房.

皆藤章（1997）生きる心理療法と教育. 誠信書房.

河合隼雄（1992）心理療法序説. 岩波書店.

Kirmayer, L.（2007）Psychotherapy and the cultural concept of the person. Transcultural Psychiatry, 44(2); 232-257.

北中淳子（2014）うつの医療人類学．日本評論社．

Kleinman, A.（1980）Patients and Healers in the Context of Culture.（大橋英寿ら訳（1992）臨床人類学．弘文堂．）

Lévi-Strauss, C.（1958）Anthropologie Structurale.（荒川幾男ら訳（1972）構造人類学．みすず書房．）

東畑開人（2015）野の医者は笑う．誠信書房．

東畑開人（2017）日本のありふれた心理療法．誠信書房．

東畑開人（2018）アンソロジー・オブ・XXX．In：Davies, J. 著，東畑開人監訳：心理療法家の人類学．誠信書房, pp.335-347.

Young, A.（1976）Some implications of medical beliefs and practices for social anthropology. American Anthropologist, 78(1); 5-24.

| | 医療人類学──いのちをめぐる冒険 |

南部アフリカ狩猟採集民グイ・ブッシュマンにおける〈病〉と〈治療〉

菅原和孝*

*京都大学名誉教授

I　身体化と医療人類学──序にかえて

　あらゆる人間社会は固有な健康配慮体系（health care system）をもつ。医療人類学は，この体系を個別社会の文脈に据えて究明するとともに，それを通文化的に比較する責務をもつ。この二重の使命は特有なジレンマにつきまとわれる。一方の極には，人間身体の構造と生理は文化を超えて共通であるから，どんな社会においても生物医学（「医学」と略称）の処方を適用することがもっとも高い治療効果をもつと主張する立場がある。他方の極に，この種の合理主義こそ植民地主義に等しいと批判する立場がある。後者の立場は，病と健康をめぐる〈意味論的なネットワーク〉を解明することを最優先する（グッド，2001）。

　私がコミットする「身体化の人類学」（菅原，2013）にとって，医療人類学は重大な意味をもつ。〈身体化〉（embodiment）とは，すべての〈実存〉の基底をなす世界への投錨のことである。人間的な実存にとっては，健康への配慮と病への懼れは，表裏一体となって，身体化の本質的な条件をかたちづくる。冒頭に素描したジレンマを乗り超えるうえで有力な手がかりとなるのは，メルロ＝ポンティの思考の重要な推進力であった動機（または動機づけ）という概念である。遠い地に住む友人の死が私の旅を動機づけるとき，その動機は物理的に私を旅へと押しやるわけではない。私はこの動機を有効と認め，自らの現存が必要とされる状況を引き受けるのだから，「動機づけるものと動機づけられるものとの関係は相互的である」（メルロ＝ポンティ，1974，p.83；強調は菅原）。本稿の主題に関連させれば，動機づけるもの（motivant）とは，病む身体の事実性であり，動機づけられるもの（motivé）とはそうした自然過程に直面した人びとが重ねるやりくり算段である。モティヴァンとモティヴェのあいだには一方向的な因果関係は成立しない。医学的処置は病因の除去や苦痛の軽減をめざすのだから，〈病〉と〈治療〉の関係が相互的であることは自明だ。だが，医学がその効能を否認するような民間療法もまた，現地の意味論的ネットワークに埋めこまれて作動するかぎりにおいて，身体の自然性という動機を引き受ける実践なのである。

　近代との接触からまだ日が浅いアフリカの地域社会で健康配慮体系を研究するうえで欠かせない視点がある。長島信弘は，西ケニアの農耕民テソにおいて占い師のもとを訪れた村人が患う病の種類と原因を400例以上分析し，「災因論」という新しいパラダイムを文化人類学のなかに創設した（長島，1987）。この方法はウガンダの農耕民パドラを研究する梅屋潔へ継承され，重厚な「災因論の民族誌」へ結実した（梅屋，2018）。

II グイ・ブッシュマン概要
——フィールドの紹介

　カラハリ砂漠（植生的には乾燥サバンナ）の環境に適応したブッシュマン（サン）の社会は，祖先人類の狩猟採集生活のモデルとして注目された（田中，1971；Lee, 1979）。本稿の主人公は，ボツワナ共和国の中央部に住む言語集団グイ（G|ui）である。近縁の集団ガナ（G‖ana）も混住しているが，表記の煩雑さを避けるために，民族名をグイで代表させる。グイは植民地時代に画定された広大な中央カラハリ動物保護区のなかで遊動生活を送っていたが，1979 年からボツワナ政府は保護区西端のカデ（Xade）への定住化を促進した。さらに，1997 年には保護区外に設立した数カ所の「再定住村」に住民をなかば強制的に移住させた。私の知己であるグイの人びとはカデから 70 km 東のコエンシャケネ（qχ'ôẽ–sà–kene：政府の命名ではニュー・カデ）に移住した。私は，生態人類学の開拓者である田中二郎が組織した研究チームの一員として 1982 年から 2014 年まで延べ 30 回の調査を行った（田中，2017）。言語学的な知見は，1992 年からチームに参加した中川裕が構築したグイ語の音韻論と文法論に依拠する（中川，1993；Nakagawa, 1996, 2006）。

　グイ語の音韻構造は世界中の言語のなかでもっとも複雑なもののひとつである（以下，国際音声字母［International Phonetic Alphabet; IPA］の記号を用いる）。クリック子音体系は，［|］（歯音），［ǂ］（硬口蓋音），［!］（歯茎音），［‖］（側音）が音素的に区別されるのに加えて，これら 4 種類に，［g］（軟口蓋有声），［ʰ］（軟口蓋有気），［h］（声門摩擦），［ŋ］（鼻音性），［ʔ］（声門閉鎖），［’］（放出），［q’］（口蓋垂放出），［qχ’］（口蓋垂破擦放出），［χ］（口蓋垂摩擦），［qʰ］（口蓋垂有気），［q］（口蓋垂無声），［ɢ］（口蓋垂有声）のいずれかが伴われることにより，4 × 13 ＝ 52 種類のクリック子音が音韻的に対立する。日本語と同様，発話文では文脈により多様な語順が許容されるが，文脈なしで現れる基本的な語順は {主語＋目的語＋動詞}

である（Nakagawa, 2013）

III　病の種類と災因

　政府が推進した遠隔地開発計画の一環としてカデ定住地に診療所が開設されたのは 1984 年である。それまで，後述する例外を除いては，人びとは医学の恩恵に浴することなく病に対処してきた。「病気である」ことを表すもっとも包括的な自動詞はツァア（tsàã；交替形ツェラーハ tsèrāhá）であるが，「〜を病む」というように他動詞としても使われる。「下痢する」（カア !χáã），「頭が痛い」（マア・エ・キョン mǎã ʔe chôõ），「便秘する」（ガエン g‖áẽ）といった，症状を記述する語句を除けば，グイ語の病名はきわめて少ない。「風邪」（カナ ǂχana），「［タムシに似た］皮膚病」（ドバ g|óbà），「おでき」（ヌアン ŋ|ũã），「舌の根の両脇にできるおでき」（クアン |qχ’ũã），「こぶ，腫れ」（ナイ ŋ!ái），「化膿した傷」（アオ ‖āõ）の 6 種が記載されているにすぎない。傷が「化膿する」ことは端的に「腐る」（ツロ ts’uro）と言われるが，医療の普及していない社会においては，肺炎と並んで危険な病である。「身体障害をもつ」（ティイ ǂīi；交替形テヤーハ ǂijā-há）という自動詞は先天性と後天性の双方を含む。「聾唖」はノボ（ŋ!obo），「盲である」はゴネ（!ùnĩ）という。「発狂する」はズワズワ（dzùãdzùã；交替形 dzùãdzùrā-há）という自動詞で表される。何日間も黙りこむといった不審な挙動を繰り返したのち，ナイフや棍棒を振りまわして仲間を攻撃し，絶叫しながら原野へ走りだす（菅原，1998, pp.282-299）。孤立した社会で風土精神病として報告されてきたアモクと症状はよく似ている（『文化人類学事典』1987, p.29）。他に「狂う」を意味する自動詞として，トゥイ（ǂʔũi），ズバ（dzùbā），ダオ（g‖àõ）があるが，意味的な差異は不明である。

　英国植民地時代でもっとも深刻な疾病が天然痘だった。天然痘は 18 世紀初頭にインドからもたらされ，南部アフリカで幾度も流行した。ベチュアナランド（英国保護領だったボツワナの旧称）では 1950 〜 51 年に猖獗を極め，グイにも多くの死

者がでた（大崎，2001, pp.82-84）。グイ語で天然痘をホレタ（χòrētá）と呼ぶが語源は不明である。

田中は定住化以前の疾病について記載している。1966 年にボツワナが独立するより少し前の 1964 ～ 65 年にカデ地域の住民の大半に BCG と種痘が行われた。とくに危険な病気として「非性病性梅毒」が蔓延していた。小児期に身体各部に発疹が現れ，長期を経て重篤化すると，骨組織の溶解をも引き起こす。田中は，1965 年末に調査を開始して間もなく南アフリカ熱帯医学研究所に勤める医師・集団遺伝学者トゥレヴァー・ジェンキンスの知遇を得た。ジェンキンス率いる医療チームは 1972 年にカデ地域を訪れ，住民のほぼ全員にペニシリン注射を施し梅毒撲滅に尽力した（田中，2017, pp.207-209）。

カデは県庁所在地ハンシー（Ghanzi）から 200 km 近い悪路を走破しなければ到達できない僻地だったが，再定住村コエンシャケネまでの距離は 100 km にまで短縮され，道路も格段に整備された。外界との接触が多くなり，再定住後まもなく HIV が侵入した。結核も散発的に死者をだしており，英語を借用し "t. b." と呼ばれる。

ボツワナの支配民族はバントゥ系のツワナ（Tswana）だが，7 つの主要部族に分かれる。そのひとつカラハリ族（Bakgalagadi ［Ba- は複数形を表す接頭辞]）は中央カラハリのグイ／ガナと関わりが深い。かれらの一部はヤギ飼養と粗放農業を携えて 19 世紀終わりごろまでに中央カラハリに入植し，現地女性を妻にした。ガナはこの通婚による混血の比率がグイよりも高い。カラハリ族はグイ語でテベ（ǂébè）と呼ばれ，その尊大さと裕福さがブッシュマン（クア kúá）と対比され，羨望と懼れをもって語られる。以下の災因のなかで，カバ・邪術・キャバーマはテベの文化に由来する。

グイは災因を神霊（ガマ g‖ama）に帰すことが多い。人知を超越した事象を引き起こす造物主はガマ - ビ（g‖ama-bì）という三人称単数男性形で指示される。三人称複数通性で表されるガマ - リ（g‖ama-r̀i）は人の体内に入って病を引き起こす悪霊を意味する（菅原，2015）。

カバ（qʰaba）とは病を引き起こす「恨み」「生き霊」のことである。典型的な文脈として，P は，年下の親族 Q に冷遇され，怨懣を溜めこむ。たとえば，Q は獲物の肉（定住化以降ならば紅茶，砂糖，現金など）を P に分けない。すると P の恨みがカバとなって Q を襲い病気にする。P の「心の痛み」を知りガマも心を痛め Q を病気にするとも言われる。テベと関わりの深い人びとのなかには占い（ツォウ |χou）によってカバの発し手を同定する男がいる。周囲の人たちの議論によって「だれのカバか」が絞りこまれることも珍しくない。

もっとも恐ろしい災因が邪術（ナアツァエ ŋ‖âā|χàè）である。邪術に関する私の知識の多くは父祖がテベであった年長男性 CM の長大な語りから得られたが，本稿では紙幅の制約で割愛せざるをえない。ひとつ強調すれば，この語りは，半世紀にもわたる死と災厄の事例を一貫した物語へと組織するものだった。邪術とは，人びとを襲う不条理な災いの連鎖を説明可能にする，特有な世界解釈の図式なのである（菅原，2006）。

邪術とはべつに「呪詛する」（ツォイ |χoi）という他動詞がある。出かけようとする人に「ライオンがおまえを襲うぞ！」「マンバがおまえを打つ（咬む）ぞ！」などと不吉なことばを浴びせる言語行為である。とくに女の呪詛が危険であることは，月経周期をもつ女の特性と関連づけて語られることがある（菅原，2015）。

グイの狩猟文化と深く結びついた災因が肉の摂取である。肉食は複雑な禁忌の対象となり，これらの禁忌を破ると，摂取した本人，またはその幼子が腹痛，発熱，下痢に襲われて痩せ衰え，最悪の場合は死に至るとされる。年長者と幼児だけに許される肉はショモ（sumu）と呼ばれ，特別な調理法（たとえば骨髄を混ぜて搗く）を経た肉，獲物の特定部位（内臓や脳），羚羊類の幼獣，および 5 種の動物の全身の肉を含む。その 5 種とは，センザンコウ（ナメ ŋámī），アフリカオオノガン（デウ gǂeu），クロエリノガン（カー ‖àà），ヒョウガメ（ドエ g‖oe），カラハリテントガメ（ギャム ɟem）である（菅原，ibid.）。

若い女には初潮前から第一子が歩き始めるようになる頃まで，捕獲頻度の高い７種の哺乳類の肉に対する禁忌が課せられる。初潮前の少女は大型羚羊クーズー（ギュワ ɟúà）と小型羚羊ダイカー（ノア ŋ!òà）の摂食を控える。初潮後から初産数年後まで，伝統的な弓矢猟でもっともよく捕獲された大型羚羊ゲムズボック（ツォー |χóò），同じく大型のハーテビースト（カマ ‖χama），もっとも頻繁に罠にかかる小型羚羊スティーンボック（ガエン g!áē），さらにヤマアラシ（ノエ ŋ!óē）とトビウサギ（ドゥー g‡òō）の肉を回避する（今村，2001）。

グイ語にはナー（ŋ!āā）という他動詞がある。目的語となる肉や嗜好品（煙草や紅茶など）を「摂取すると病気になる」という意味である。この動詞と「もの」を意味する名詞ホ（χò）が結合したナーホ（ŋ!āā-χò）は「食うと病むもの」を意味する。何をナーホと見なすかには明瞭な性差が認められる。男が食う動物種の多くを女は老齢になるまで避ける傾向がある。動物に関わるグイ語の民俗分類は，「食うもの」（コーホ qχʼóò-χò：５種の大型偶蹄類と１種の中型羚羊），「罠の獲物」（カウ ‖àù：２種の小型羚羊），「肉っ子」（ツァー-ツォワ[指小辞] |χāā-‖òà：トビウサギ，ヤマアラシ，ウサギなどの小動物），「咬むもの」（パーホ paa-χò；ライオン，ヒョウなどの猛獣，毒ヘビ・毒虫など人に害をなす動物），「役立たず」（ゴンワハ goōwahá：無害だが食用に不適）といった機能的範疇に分けられるが，それ以外に「けだもの」と訳せるような範疇としてニイ-ツォワ（ŋ‡īī-|òà）がある。これはほぼ食肉類に対応するが，齧歯類のジリスも含む。女は少数の例外を除きこれらの動物の肉を強く忌避するが，男には年齢と相関しない個人的な変異が認められる（菅原，ibid.）。

妊娠出産に関わる災因として２つを挙げる。第１に，妊婦には「影がある」（ソム-ハ sóm-χà [-ハは「〜を有する」を意味する名詞派生辞]）ので，病人が妊婦と接触すると病が悪化する。第２がキャバーマ（cʰàbāmà）と呼ばれるある種の異常出産である。私はこの語を初めて報告したとき，それを「逆子」と訳したが（菅原，1998，p.52），のち

にこれが正確な訳ではないことがわかった。何よりも強調される特徴が「キャバーマは顔を砂に向けて生まれる」ことである。だが，これは不可解である。医学的な介助を受ける出産では産婦が仰臥することが一般的だが，正常な分娩の瞬間には新生児の顔は産婦の尻側に向く。グイではしゃがんでの出産が行われるので，正常な出産においてこそ新生児の顔は砂（地面）のほうを向くはずだ。今村薫が指摘するように「これでは，キャバーマで生まれる子どもが医学的には正常で多数派ということになる」（今村，ibid., p.208）。今村によれば，ツワナ語でキャバーマに相当する thibamo は，「逆さま」「うつ伏せ」を意味する。この状態で赤んぼうが生まれたあと適切な儀礼を挙行しないと，その子本人や両親が重篤な呼吸器系疾患を患う。高田明は再定住村においてキャバーマで生まれたとされる子の比率が急増していることを明らかにした。これは「先行きの見えない生活の中で渦巻く人びとの不安が形をとって現れたものだ」（高田，2012，p.117）。キャバーマの例は，土着の〈病〉範疇の内包が不確定で医学の病名と対応させることが難しい場合があることを示している。

グイの社会にはザーク（dzáā-kú [-kú は相互性を表す接尾辞]）と呼ばれる広範な婚外性関係の網目が張りめぐらされている（菅原，1998，2002，2004）。よく見られるパターンは，{夫＝妻＋妻の恋人｝あるいは｛妻＝夫＋夫の恋人｝から成る「三角関係」であり，深刻な葛藤の火種となることが多い。グイが理想とするのは「ザークそのもの」（dzáā-kú ‡ʔero ʔé）と呼ばれる「四角関係」すなわち二組の夫婦間で成立する関係である。性的な配偶者交換とともに，経済的な相互扶助が長期にわたって持続する。

婚外性交は歓びだけでなく危険を伴う。グイの男たちは女性器にひそむ〈汚れ〉（ツォリ |qχʼórī）が男を激しい頭痛に追いやると言明する。だが，今村は，こうした男性中心主義的な見解に疑念を呈し，「ザークそのもの」から生まれる「汚れ」をめぐる卓抜な解釈に到達した（今村，ibid.）。水の乏しいカラハリ砂漠だからこそ，グイは水を生命の

源と捉えている。精液，膣分泌液，羊水もまた水なので，性交は男女間の水の交換と見なせる。母乳も水だから，授乳は母から乳児への水の授与である。四角関係が成立すると，性交と授乳を介して，二組の夫婦とその幼子たちの身体は単一の水で満たされる。この調和的な関係のなかで，参与者のだれかが嫉妬や疎ましさを感じると，共有されていた水は毒つまり「汚れ」に変わり，夫または幼児を重い病に追いやるのである。

IV 〈病〉への対処法

グイ語には「治療する」（ツォー tsōō）という他動詞があるが，声調の対立で弁別されるツォー（tsóò）は「薬」を意味する。これとは別に，ツィー（ǀĩ）という複雑な意味場をもつ語がある。名詞としては「ダンス」や「儀礼」を意味し，動詞では「精通する」「儀礼を挙行する」「神秘の力を揮う」「月経中である」といった意味をもつ（交替形はツィヤーハ ǀĩjāhá）。

災因の種類と関わりなくもっとも重要な治療がダンスである。女たちが焚き火を囲んで円陣を組んで坐り，手拍子を叩きながら歌う。男たちがその周りを力強いステップを刻みながら踊る。とくに強い治癒力をもつのがゲムズボック・ダンス（ツォー・ツィー - サ ǀχóò ǀĩ-sà）である。ゲムズボックはもっとも頻繁に捕獲される大型獣なので，このダンスは狩人としての男の力への賛仰をモティーフにしていると考えられる。巧みなダンサーは病人の体を力強くさすりその肩を前後に捩る。病気を引き起こしている悪霊たち（ガマ - リ）がダンサーの体に移ると，ダンサーはトランス状態になって昏倒し痙攣する。このとき悪霊たちはダンサーの体から離脱して空へ還る（Tanaka, 1980；今村，1991）。キャンプ内で深刻な葛藤が生じたときにも，争いの当事者たちをダンスによって治療する（菅原，2007）。

以下では，IIIで列挙した災因の順にしたがって，病への対処法を記述する。グイの〈治療〉のライトモティーフは「ご都合主義」（opportunism）である。これはグイの社会生活全体に通底する基本的な態度である（Sugawara, 2002；菅原，2004）。グイの儀礼はそれによって何らかの境界を画定するものではなく，むしろ問題性を帯びたことを行ったあとの「事後処理」としての性格が強い（今村，2001, p.196）。

Qが病を患っているとき，占いや周囲の噂によってカバ（恨み／生き霊）の発し手Pが同定される。Qの近しい親族（Pの親族と重なる場合が多い）がPに治療儀礼への参加を要請する。Pが応じると「手の汚れ」（ツェウ・ツォリ tsʰéū ǀqχ'órī）と呼ばれる儀礼が挙行される。Pは水で手を洗い，その水でQの体の垢を洗い落としたあとQに飲ませる。しかし，カバの発し手と名指された人が強く否認し，治療への協力を拒むこともある（菅原，1998）。

ショモ（年長者の肉）の禁忌を解除する治療儀礼にはグイのご都合主義が遺憾なく発揮される。アフリカオオノガン（デウ）は飛翔する鳥類のなかで最大の体重をもつ。デウが捕獲されたときに，キャンプに年長者が少数しかいない場合がある。このとき，年長者は身近にいる下の世代の親族にツァレオ（ǀqχ'árè?ò）と呼ばれる治療を施し，アドホックに禁忌を解除する。若い世代の人の脛や脇腹（肝臓の上）に剃刀で傷をつけ，この傷口にマメ科広葉樹カムツァ（ǁàmts'ā）の根を潰した粉を擦りこむ。若い世代の女に課せられた5種の摂食禁忌を解除する際には，子どもの体に剃刀で傷をつけ薬を塗りこむ（今村，ibid.）。

四角関係つまり「ザークそのもの」から発生した「汚れ」を治療する儀礼は「くしゃみ薬」（ツェーン - ツォー tshéē–tsóò）と呼ばれ，子どもを含む当事者すべてが参加する。ある種のアリが造る，平べったく石のように硬い蟻塚（アメ ǁ?ámē）を採取し，焚き火で熱する。全員の尿を大きな器に採り，薬草と混ぜる。みんなで一枚の大きな毛布をかぶり，まん中に尿を満たした器を置き，灼熱したアメを放りこみサウナのように湯気を立て発汗を促す。またみんなの手足の爪を削って粉にして，鼻孔に詰めてくしゃみを誘発する。

この治療儀礼は「血を混ぜあわす」（ツァオ - サ・

カエカエ |ʔáò-sà ‖qχ'ae‖qχ'àè）と呼ばれる結婚の儀礼と酷似している。後者では，新婦方の近親女性が新郎新婦の体の数カ所に剃刀で傷をつけ，滲みだした血液をおたがいの傷口になすりつける。同じ処置は，「くしゃみ薬」儀礼においても，夫婦二組に施されることがある。「くしゃみ薬」も「血を混ぜあわす」も文化を超えて広く見られる記号論的なロジックに貫かれている。血，尿，爪，汗，鼻水などの「身体分離物質」は身体の換喩である。それを「混ぜあわす」ことが一体化を象徴的に達成する。つまり「身体分離物質の混合」は「社会的融合」の隠喩である（リーチ，1981）。

Ⅴ 〈良くあること〉の倫理学──考察にかえて

私が所属していた京都大学にはアフリカ調査の長い伝統があり，大規模な調査隊は医師の協力を得て多種多様な医薬品を現地に携行する。メルロ＝ポンティの現象学を源流とする「身体化の人類学」に傾倒する私は「医学的な知識は真である」という命題を括弧入れ（エポケー，判断中止）したまま調査を続けてきたが，医薬品は躊躇なく利用する。

初めての調査が始まって間もない1982年9月末に，私は定住地のはずれにあるグイのキャンプに住む準備をしていた。住人のなかで最年長の男性PRが，満2歳の末娘Hoの腋の下と鼠径部に発疹が出ているのを私に心配そうに見せた。田中に教えられていた梅毒を疑った。当時はまだ診療所が開設されていなかったので，ペニシリン系の抗生物質ケフラールを少量ずつ投与することにした。毎夕，PRのもとを訪れ，カプセルから粉末を取り出し砂糖水に混ぜてHoに飲ませた。1週間もすると発疹は見事に消え失せた。それ以来，PRが「おまえの薬の親だぞ」とHoに言って私を指し示すことがしばしばあった。

PRの弟NKの妻Ciは梅毒が重症化した典型的なケースである。鼻梁が欠損し頭蓋骨が変形している。のちにNK＝Ci夫妻の次男TKは私がもっとも頼りにする調査助手になった。彼は重度の斜視で左目はほとんど視力がないようだ。TKの2人

の妹もまた片眼に軽い異常をもっている。母子感染した梅毒が眼球の発達を損なったのであろう。

1984年に診療所が開設されてからも，人びとは日本人に頻繁に薬を乞いにきた。1987年に，先述のCMの若い第3夫人が腰の脇に大きなおできをこしらえ，痛くて夜も眠れないようだった。小さな容器に抗生物質軟膏を絞りだして与え，毎日少しずつ塗るようにさせたらすぐに治った。同じ年に，ある青年の陰嚢に腫れ物が生じ，ひどく化膿した。「軟性下疳に効果あり」と説明書に書かれた軟膏を塗らせたが，その威力も劇的なものだった。

医学や薬学の素人である生活者は，専門家が独占する知識体系から疎外されたまま，それをご都合主義的に利用するしかない。異文化に赴く人類学者もその点では同じだが，同時に，人類学者は現地の健康配慮体系を織りなす意味論的ネットワークに精通することを求められる。科学哲学の議論によれば，異なるパラダイムは3つのレベルで共約不可能性をもつ。①翻訳不可能性，②知解不可能性，③コミットメント不可能性である。野家啓一は，①と②では不可能性を可能性に変える途を展望しているが，③については悲観的である（野家，1993）。私のご都合主義がまさにこれである。調査チームのメンバーは，グイの災因論を日本語に翻訳し，かれらの〈病〉と〈治療〉のロジックを理解しようと努めてきた。だが，私は，実践のレベルではグイのパラダイムに身を委ねることができなかった。

人類学とは自らがそこに生まれおちたわけではない他者の社会に魅惑され，その社会を内側からわかろうとする，生涯をかけた営為である（菅原，2015）。だが，どれほど魅惑されようと，人類学者はその社会を包みこむパラダイムに全的にコミットすることはない。仮に全的なコミットメントを果たしたならば，人類学は「学」であることをやめるだろう。そのような人類学に「倫理」はあるのだろうか。身体化理論の牽引者であるレイコフとジョンソンが提示する道徳性に関する議論はわれわれに大きな手がかりを与える。

道徳に関するわれわれの隠喩の源ドメインは，[……]かれらの安寧（well-being）に寄与すると人びとがみなしてきたことに基づいている。たとえば，病気であるより健康であるほうが良い。[……]人びとは，孤立し，傷つきやすく，無視され，顧みられないものであるよりは，むしろ社会的に結合し，保護され，気づかれ，養われるものであろう。（Lakoff & Johnson 1999, pp.290-291；菅原，2002, p.310）

「安寧」「福利」などと訳される "well-being" は含蓄の深いことばである。身体化の人類学が携える最低限のモラルは，調査者を魅了してやまない人びとが〈良くある〉ことを願い，その願いに合致するような行為を積み重ねることであろう。私は，敬愛する年長者たちの平穏な老後を願い，あどけない子どもたちの健やかな成長を願った。だからこそ，私はボツワナ政府が推進する定住化政策に公に異議を唱えることをしなかった。だが，再定住地での苛酷な現実に直面し，私の考えかたは少しずつ変わっていった。

高田明は，再定住化以降，生後 12 カ月の乳児の体重が減少していることを明らかにし，「母親の栄養摂取状況の悪化が乳児の体重に影響したためである可能性」を示唆した（高田，2002：96）。2008 年の調査で，私は，再定住化以来の 11 年間にわたる 66 人の死亡経緯を聞きだした（菅原，2009）。飲酒から誘発された暴力沙汰は数多く，そのうち 2 件は殺人に帰着した。2006 年には，テベの女が造る自家製酒による中毒のため死者が相次いだ。そのなかには私と旧知の仲だった男たち 3 名が含まれていた。政府に提出する年次レポートで，私は密造酒の危険を指摘し法的な取り締まりを勧告したが，2008 年 4 月にはあるガナの女が仕込んだ酒を 10 人が集まって飲み，男 3 人と女 1 人が死亡した。

夥しい死亡例のなかにはもちろん AIDS によるものが少なからず含まれている。私がもっとも頼りにしてきた調査助手 TK が HIV キャリアであることが 2008 年に判明した。彼は診療所でもらっ

た AIDS 発症を抑える薬を毎日欠かさず飲み続けたが，2017 年に入ってから衰弱し，首都ハボローネの病院に搬送され，看取る親族もいないまま死んだ。

近代化と呼ばれる社会システムの変容は，グイの人びとの〈良くあること〉を高めないどころか，少なからぬ命を奪った。TK をはじめ多くの大切な友を喪った今，わたしにはフィールドを再訪する気力がない。定住化以前の「原野の人生」こそが〈良くあること〉をもっとも鮮やかに体現していた。そのことを証し立てる民族誌を完成させることだけが，私にできることである。その民族誌は，生を喪失の相では捉えない新しい時間論に基づくものになるだろう。それが私なりに医療人類学にコミットする途であると考えている。

文　　献

石川栄吉・大林太良・佐々木高明・梅棹忠夫・蒲生正男・祖父江孝男編（1987）アモク amok. In：文化人類学事典. 弘文堂，p.29.

グッド，B・J（江口重幸ほか訳，2001）医療・合理性・経験：バイロン・グッドの医療人類学講義. 誠信書房.

今村薫（1991）サンの日常と歌. In：田中二郎・掛谷誠編：ヒトの自然誌. 平凡社，pp.91-105.

今村薫（2001）砂漠の水：ブッシュマンの儀礼と生命観. In：田中二郎編：カラハリ狩猟採集民：過去と現在（講座生態人類学1）. 京都大学学術出版会，pp.175-229.

Lakoff, G. & Johnson, M.（1999）Philosophy in the Flesh: The Embodied Mind and Its Challenge to Western Thought. New York; Basic Books.（計見一雄訳（2004）肉中の哲学：肉体を具有したマインドが西洋の思考に挑戦する. 哲学書房.）

リーチ，E（青木保・宮坂敬造訳，1981）文化とコミュニケーション. 紀伊國屋書店.

Lee, R. B.（1979）The !Kung San: Men, Women, and Work in a Foraging Society. Cambridge; Cambridge University Press.

メルロ＝ポンティ，M（竹内芳郎ほか訳，1974）知覚の現象学 2. みすず書房.

中川裕（1993）グイ語調査初期報告. アジア・アフリカ文法研究，22; 55-92.

Nakagawa, H.（1996）An outline of |Gui phonology. African Study Monographs, Supplementary Issue, 22; 101-124.

Nakagawa, H.（2006）Aspects of the Phonetic and Phonological Structure of the G|ui Languages [PhD thesis]. Johannesburg; Witwatersland University.

Nakagawa, H.（2013）Syntax: G||ana Subgroup. In:Vossen, R. (Ed.): The Khoesan Languages. London & New York;

Routledge, pp.394-401.

長島信弘（1987）死と病いの民族誌：ケニア・テソ族の災因論. 岩波書店.

野家啓一（1993）科学の解釈学. 新曜社.

大崎雅一（2001）セントラル・カラハリ年代記. In：田中二郎編：カラハリ狩猟採集民：過去と現在（講座生態人類学1）. 京都大学学術出版会, pp.71-114.

菅原和孝（1998）語る身体の民族誌：ブッシュマンの生活世界Ⅰ. 京都大学学術出版会.

菅原和孝（2002）感情の猿＝人. 弘文堂.

Sugawara, K.（2002）Optimistic realism or opportunistic subordination?: The interaction of the G/wi and G//ana with outsiders. In: Kent, S. (ed.): Ethnicity, Hunter-Gatherers, and the "Other": Association or Assimilation in Africa. Washington: Smithonian Institution Press, pp.93-126.

菅原和孝（2004）ブッシュマンとして生きる：原野で考えることばと身体. 中央公論新社.

菅原和孝（2006）喪失の経験，境界の語り：グイ・ブッシュマンの死と邪術の言説. In：田中雅一・松田素二編：ミクロ人類学の実践：エイジェンシー／ネットワーク／身体. 世界思想社, pp.76-117.

菅原和孝（2007）身体資源と〈性のトポグラフィー〉. In：内堀基光編：資源と人間（叢書資源人類学第1巻）. 弘文堂, pp.241-267.

菅原和孝（2009）再定住地における死と抵抗：セントラル・サン（グイとガナ）の現在. 人環フォーラム, 24; 34-39.

菅原和孝（2013）身体化の人類学へ向けて. In: 菅原和孝編：身体化の人類学：認知・記憶・言語・他者. 世界思想社, pp.1-40.

菅原和孝（2015）狩り狩られる経験の現象学：ブッシュマンの感応と変身. 京都大学学術出版会.

田中二郎（1971/1990［第3版]）ブッシュマン：生態人類学的研究. 思索社.

Tanaka, J.（1980）The San, Hunter-Gatherers of the Kalahari: A Study in Ecological Anthropology. Tokyo; University of Tokyo Press.

田中二郎（2017）アフリカ文化探検：半世紀の歴史から未来へ. 京都大学学術出版会.

高田明（2002）セントラル・カラハリ・サンにおける社会変容：人口動態，生業活動，乳幼児の体重の分析から. アフリカ研究, 60; 85-103.

高田明（2012）異常出産：グイ／ガナにおけるケバマ儀礼の広がり. In：池谷和信編：ボツワナを知るための52章. 明石書店, pp.114-118.

梅屋潔（2018）福音を説くウィッチ：ウガンダ・パドラにおける「災因論」の民族誌. 風響社.

医療人類学——いのちをめぐる冒険

声の小さな人びとの語り

マダガスカルのペスト流行から考える

吉田尚史 *

* 外務省医務官

I　はじめに——医療人類学との出会い

　医者をなりわいにして，約20年が経った。そもそもなぜ私が医療人類学に関心を持ったかという点につながるので，最初にこの分野との出会いについて紹介したい。

　大学卒業後，しばらくして都内のある研修病院で研修医を始めた。研修医の間，自分が関心をもてる仕事のうえでの分野を探していた。探してみつけたのが「医療人類学」だった。こんな面白い分野があるのかと嬉しくなった。だがジャンル分けとしては医学の分野ではない。医療人類学は，文化人類学の下位分野であって，深められる「学びの場」がそもそも少なかったし，医学の内部で本腰を入れて取り組んでいる人は少なかった。研修期間が終わりに近づき専攻を選ぶ段になり，心療内科か精神科かで迷って後者を選んだ。この選択は，古典的な医療人類学に接近するには悪くなかったようだった。その後医療の世界をフィールドにしていこうと決めたが，私にとってのフィールドは「なりわい」という意味合いと「観察対象」としての両方の意味を持っていた。

　そもそも医療人類学のどこに，私は惹かれたのか。医者は，総合としての「人」をいつしか診なくなった。医療人類学には，医療の原点を思い出させてくれるポテンシャルがあるように，私には思われた。人類学の語源からして「人間学」（anthropology）であるのだから。医療人類学があれば，私は医療者としても何とかやっていける気がしていた。これがひとつの回答である。

　本雑誌『Ｎ：ナラティヴとケア』は，「ナラティヴ」と「ケア」を主題として取り扱うのだろう。医療人類学を医療分野における他者理解の学として捉え，さらには江口による企画案を手にして自分はポストコロニアル関連と結びつけて受け持つとよいと思った。執筆依頼をいただいた当時，私はマダガスカルというアフリカの島国に住んでいた。いくぶん短絡的だが，考えるための素材が身近にあった。私にとっての他者はマダガスカル人であり，その中でもとりわけ「声の小さな人びと」であった。2017年シーズン，マダガスカルでは肺ペストが大流行して問題となった。

　本稿では，本節「はじめに」に続いて，第II節では「マダガスカルにおけるペスト」，第III節では「ポストコロニアル状況における病気と語り」，第IV節では「マダガスカルという文脈—2017年シーズンの問題点」について取り扱う。最後に第V節「おわりに」で全体のまとめとしたい。

II　マダガスカルにおけるペスト

1．マダガスカルという国

　マダガスカルは，アフリカ大陸の南東部沖に位置する世界第4位の巨大島である。バオバブをはじめとした独特な動植物を固有種としてもつ。「星の王子様」の絵本でのバオバブも有名だろう。林立するバオバブ街道は，別の惑星に降り立ったか

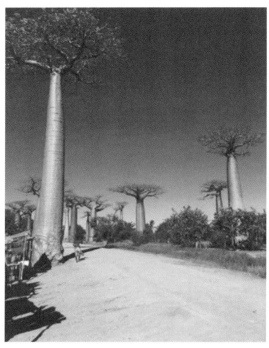

図1　バオバブ街道

のような不思議な景観をみせる（図1）。猿の祖先といわれる原猿の種類も豊富だ。キツネザル，シファカ，インドリなど，マダガスカル全土に異なる原猿が多数住んでいる。魅力的な観光資源に事かかず，旅するに楽しい。だが美しく壮大な自然の風景が残っているのは，開発が進んでいないのと表裏だ。毎年のようにペストが発生するペスト好発国という側面がある。またここに住まう人びと，そして彼らの生活や文化については，あまり知られてないようにも思われる。

　マダガスカルではペストは風土病である。毎年のようにペストの流行が雨期になると発生する。おおよそ9月頃から翌3月頃までがペストシーズンである。山間部に潜むネズミが年を通してペスト菌を保有していて，雨期になるとノミを介して人に感染が広がる。世界的にみて，アフリカ，アジア，アメリカ大陸の山間部を中心にペスト発生がみられ，コンゴ，ペルーを抜いてマダガスカルは三大流行地の筆頭である。例年の流行は腺ペスト患者が大半である。

　アフリカ地域に属するマダガスカルだが，アジアとのつながりが古来より深い。最初に島にやってきて住み始めた人間は紀元後以降になってからで，東南アジア島嶼部からインド洋を横断してやってきたマレー系住民だというのが定説である。その後，アラブ系，アフリカ系との混血が進んだ。現在でも，住民の大部分をマレー系のメリナ族などが占めていて，気候のよい中央高地に住んでいる。公用語は東南アジア島嶼部の言語と近いマダガスカル語と旧宗主国の母語フランス語である。主食はコメで，アフリカ在来のものではなく，こちらもアジア由来の品種である。

　16世紀頃から王国を形成し始めたメリナ族が，18世紀末にひとつの王国をつくった。19世紀にはイギリスとフランスによって植民地化される危機が訪れるなかで独立の維持が試みられた。だがその均衡は破られて1885年フランス保護領になった後，1896年フランス植民地となった。この時期の医療に関わる特筆すべき点として，植民地化される過程で生物学的な近代医療がマダガスカルに導入されたことが挙げられる。

2．ペスト上陸——ペストの世界的な流行にともなって

　マダガスカルにペストが上陸したのは1898年である。発生した場所は，現在のトアマシナ（Toamasina；図2）という港町で当時はタマタブ（Tamatave）と呼ばれた。これまで世界的な規模でのペスト流行は3度記録されている。第3の流行時に海路でもってインドからマダガスカルの地にまでペストがもたらされた。当時は船での貿易が盛んで，島の東側にある港町にペスト菌が上陸するに至った。

　19世紀半ばの中国雲南省から始まった3度目のペスト流行は，中国南部から1894年には香港まで，1895年にはインドのカルカッタ，さらに翌年にはインドのボンベイにまで伝播した。蒸気船による世界貿易が盛んな時期であり，船内のネズミの間にペスト感染を起こしながら世界各地の港町に運ばれた。さらに海岸の町から内地にまで伝播されて世界規模の大流行に発展していった（春

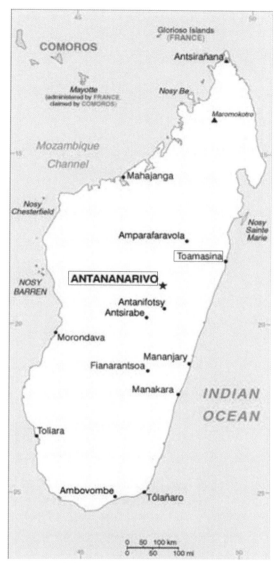

図2 マダガスカルの地図 (https://legacy.lib.utexas.edu/maps/cia16/madagascar_sm_2016.gif)

日，1983）。

　1898年11月23日，東海岸の港町タマタブにおいて，幾人かのペスト疑い患者が発生した。診察した民間のシェブルー医師は，地方担当官までこの事実を伝えた。翌朝には，軍病院のシャルベルト医師があらためて患者を診察し検死を行って，ペストの発生が明らかになった。約1カ月間（11月24日〜12月14日）で114人がペストになり内73人が死んだ。3人の西洋人がペストに罹って1人が死んだ。11月26日にはクロード医師が裏付けとなるペスト菌を大量に検出した。またリディン軍医は，ペストの流入経路が輸入米の袋を介してインドからであると結論づけた（Anonymous, 1899）。

　当時，多くはフランス人医師であり，植民者側である西洋人たちの健康を守ることを第一の目的としていたと推測される。感染症に関しては，現地人を含めた検疫などの対策が考えられた。ペスト大流行という課題において，同じくフランス植民地であった仏領インドシナから香港まで，フランス人細菌学者イェルサンがフランス政府の方針で派遣された。1894年，この学者が病気の原因となるペスト菌を発見したことは，病気対策の基盤となった。より大きな視野にたてば，仏領インドシナへの感染拡大を減じる対策であっただけでなく，同時期のフランス植民地においても共通の課題であったと言えるだろう。

III　ポストコロニアル状況における病気と語り

1．マダガスカルにおけるポストコロニアル状況とは

　ポストコロニアルという単語は造語であり，ポストという「（時間的に）後ろの」の意味の接頭語と，コロニアルという「植民地主義の」の意味の形容詞が結びついた言葉である。まずは端的に，植民地主義以降という時間的な意味を示すことが可能である。マダガスカルにおけるポストコロニアル状況とは，1960年にフランスから独立してから現在までの全般的な社会状況を指して使うことができる。

　もう一方では，認識的もしくは批評的な次元と関連してポストコロニアルという用語を使うことが可能である。この思想的潮流で主題となったのは，権力と主体構築の問題であった。権力を持つ植民者側の影響下で，植民される側はある種の主体を構築していく。自治権の獲得および植民地からの国際法上の独立が達成された後も，旧植民地では植民地主義の遺物がさまざまに残存してきた。グローバル資本主義の展開のなかで，旧植民地を新たな方法で従属させるネオコロニアリズムが拡

張する状況も明らかになった（大谷，2006）。

医療人類学に関ってポストコロニアル研究はどのようなインパクトを持ち得るのか考えてみたい。医療の領域におけるポストコロニアル状況を検討するにあたって，1980年代から提唱されたポストコロニアル概念の研究成果を用いることは可能だ。しかし植民地状況から出発して現在まで続く近代医療（生物医療）と関わる問題を考えた方が，より有用で普遍性を持つように思われる。つまり植民地期からの続く被植民地における近代医療の問題は，植民地期以降の時期と連続するという視点である。ただしポストコロニアル研究が取り扱った権力と主体構築をめぐる概念は，世界中に隙間なく近代医療がグローバル展開する現在，ローカルな個々の実践が生成する現場においても確かに有効である。

2000年代になって植民地期から続く近代医療の動態的な人類学研究が，日本人人類学者においても始まった。欧米では国際保健分野における人類学研究はあるものの，いまやグローバルに拡大する近代医療の動態に言及した人類学研究は多くはない。この分野の代表的研究として，Bearら（2013）による批判的医療人類学を挙げることができる。社会的不平等と権力が，健康やヘルスケアについての第一の世界的な決定因であるという考え方である。アーユルベーダ，伝統的中国医療などの専門化した他の医療システムあるものの，生物学的医療が，世界的にみて優位な医療システムになっていて，単に治療効果だけでなく，グローバルに市場経済が拡大した結果でもあるという。

池田（2001）は，先の批判的医療人類学をうけて独自に展開させた「世界医療システム」という概念を提示している。グローバルに拡大する資本主義体制による単一の社会システムとして世界を捉えた世界システム（例えば，Wallerstein, 2004を参照［池田は1997年出版の初版を参照している］）のサブシステムとして世界医療システムを位置付けている。世界でみて周辺に位置するマダガスカルにおけるヘルスケア現象は，地球規模のヘルスケアを分析するために，その現象が経済を

基盤にする中核——政治的にも経済的にも支配的——で生起する現象と密接に連動しているとみる。権力と主体構築の問題をめぐるポストコロニアル研究との連続性はこのモデルを用いるとつながりが良い。

実際にグローバルな保健医療を検討するには，別のモデルとも重なりあいをもつ。例えば，キリスト教伝道における医療支援のような世界は単一のコミュニティであり人類は相互に助け合うというモデルであるとか，世界保健機構はメタレベルで各国民国家へ情報提供を行うが世界は保健医療サービスを提供する国民国家の集まりであるというモデルである（Keane, 1998）。2017年ペスト流行に伴い，赤十字社が前者のような立場で医療協力をしていたし，世界保健機構はマダガスカル保健省と随時連絡を取りながら協力体制をとっていた。

2．医療人類学と語り（ナラティヴ）

医療人類学と語り（ナラティヴ）の関係を検討するにあたって，本稿では，マダガスカルというポストコロニアル状況において，ペストという感染症を対象とする。自分を公に語る機会の少ないローカルな市井の民，つまり「声の小さな人びとの語り」を取り上げる意義について検討を加えたい。そこから展開して本稿では，語り（ナラティヴ）と生物学的な意味での感染症との関係性を再検討する可能性をみたい。

近代的な生物医学は，植民地主義とともに世界中に広がった。植民者側の健康を守ると同時に，例えば感染症であれば，植民される側の病気の蔓延を管理して，植民者側の自分たちに感染しないよう，また地元の人びととの間で流行が拡大しないことが重視された。今日，世界保健機構が考えている各国政府との相補的な感染症対策は，その国の保健省の方針に干渉しない範囲で，グローバルな指針を示して，必要十分なサポートをしていくことであり，その対策に医療人類学的な研究手法を用いる可能性もあるだろう。

1970年代から始まって今日まで隆盛を極めて

きた医療人類学分野において，現時点での語り（ナラティヴ）研究を総合的に示した，論争喚起的なまとめがある。医療人類学における病いの語りについての位置付けを，1）患者の主体性の救済，2）文化的・社会的・政治経済的救済に拘束されているもの，3）生物学的な疾病と相互包含関係にあるもの，という3つに分類している。1）は，1980年代以降の病いの語り（illness narrative）研究であり，患者の主体的な経験をすくい取るために患者の語りを聞くことそのものに価値を見出した。2）は，特定の語りを支える文化的・社会的背景を探求する研究であり，病いの語りによって患者の主体性を回復させるというのではなく，むしろ語りは社会的な苦しみとして構造的にそう語るように仕向けられた何かであるというものだ。3）は，語りは，疾病や疾患と呼ばれる器質的なものに関する研究とリンクしているというものである（浜田，2018）。

　語り研究を，ポストコロニアル状況と結びつけて検討することが可能だ。先の1）に位置する病いの語り研究が目指した患者の主体性をすくい取るという潮流と，ポストコロニアル研究における植民される側である他者の語りをすくい取る（ことが可能か否か）という潮流（例えば，Spivak，1988を参照）は，ちょうど1980年代という同時代性をもっていると言ってよいだろう。次に具体的に2017年シーズンのマダガスカルにおけるペスト流行をみていくことで，ナラティヴの先行研究との接続，差異の指摘を試みたい。

IV　マダガスカルという文脈
── 2017年シーズンの問題点

1．都市部での肺ペスト流行のはじまり

　2017年，マダガスカルでは肺ペストの流行をみた。シーズンの早い時期から人口が集中する首都アンタナナリボと東部沿岸都市トアマシナにおいて，肺ペストが流行して，大きな問題となった。

　ペストには大きく分けて2つのタイプがある。腺ペストと肺ペストである。一般的に腺ペストと呼ばれるリンパ節が腫脹するタイプの患者が大半

を締めている。こちらのタイプは人から人に感染ることはほとんどない。もうひとつが肺ペストである。腺ペストが重症化して，ペスト菌が肺まで達すると肺炎の状態となる。咳や痰などをともない，痰にはペスト菌が多く含まれており危険なタイプである。人混みなどで人から人に飛沫して感染を拡げる。2017年シーズンにマダガスカルで問題となったのは後者であった。

　2017年8月23日，東部沿岸都市であるトアマシナ（Toamasina；図2）出身の30代男性が，首都近郊の中央高地を訪問した後，急な高熱などマラリア感染に似た症状を認めた。8月27日には，首都アンタナナリボ（Antananarivo；図2）を経由して，地元東部沿岸都市行きのタクシーブルース（乗合タクシー）に乗車していた。その移動中，咳や痰などの呼吸器症状を呈した後，全身の状態が悪化して死亡した。

　乗り合いタクシーの中で乗客が過度に密集していたこと，感染防止の対策をせずに遺体を直接に触った者がいたことで，人から人へのペスト菌感染が拡大したのだが，それが分かったのは後からであった。この男性が，シーズンで最初のペスト患者であったことも後から判明した。

　2週間以上経った9月11日，ようやくペスト感染が大量発生しており，アウトブレイクが起こっていることが分かった。呼吸器不全のあった40代女性が，首都アンタナナリボの病院にて死亡し，ペストであることが確認されたのであった（図3）。

　さかのぼって，先の男性から，この女性にまで感染が及んでいたことが調査で明らかになった。その後，首都アンタナナリボ，東部沿岸都市であるトアマシナといった都市部を中心にして，とりわけ肺ペストの感染が拡大して問題となった。9月下旬以降，肺ペスト症例が急増している状況が分かる（図4）。11月27日，マダガスカル政府は，都市部での肺ペスト流行が終結したことを宣言した。最終的には，死者209名，全2,417症例にまで被害は拡大した。

　次にペスト流行で問題になった3つの点に関して，メディアからの情報とローカルな市井の人か

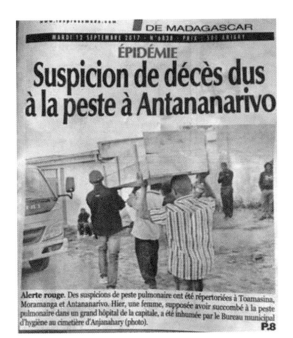

図3 流行の予兆「首都アンタナナリボでペストによる死者が疑われる」（L'Express 誌，2017 年 9 月 12 日）

ら聴くことができた語りを含めて考えてみたい。

2．メディア情報とローカルな語り
①薬局で抗生物質を求めるという騒動

　肺ペストが流行しはじめて，先にみたように9月下旬から患者は急増した。連日ニュースになっていて，市民の間では不安が増していた。マダガスカルでは口頭での噂が広まる土壌があり，ペスト発症の予防のため抗生物質を買い求める行列が薬局にできていた。「コトリム」という抗生物質がペスト予防に有効であるという噂が広まっていた。とりわけ人口が多く，肺ペストの流行が顕著だった都市部アンタナナリボ，トアマシナでこのような状況であった。保健省は，抗生物質をむやみに服用すると副作用があり危険である旨をアナウンスしていたが，薬局の行列はなかなか収まらなかった。

　抗生物質を買ったというマダガスカル人から，話を聞く機会があった。

　「主人が何日間か高熱をだして，こういう肺ペストが流行っている時期ですので，自分も心配になりました。薬局でコトリムを買ってきて服用しました。主人は病院を受診して，ペストではないと診断されました。安心できたので，そのあとは服用をやめました。主人の熱はさがって元気になりました」（50 代女性，中流階級，会社員）

　マダガスカル保健省は，ペスト患者と明らかに濃厚に接触した場合にのみ抗生物質の予防投薬を推奨していた。また予防投薬のための抗生物質については無償で万人に提供していた。それにも関わらず，「もし肺ペストに感染してしまったら」という不安と，それを煽る噂が人びとに薬を買わせた。ある程度の知識がある人であっても同様だった。

　「マダガスカルでは，薬は薬局で買える。処方箋は必要ない。ペストが流行っているので，心配な人が薬を買っている」（同上）

　抗生物質のむやみな予防的自己投薬は，医学的には誤った行動だが，そもそも処方箋がなくとも薬局で購入できるので，生物医学が生活の周りにある環境の中では，主体的に選ぶことのできる選択肢のひとつである。アフリカ・アジアなどの第三世界では，薬局だけでなく，市場でもバラ売りの薬を手に入れることができることが多い。経済的に貧しい国では，国民の皆が平等に医療にかかることがそもそも難しいので，薬の法的な制限を設けていないという事情がある。低コストで比較的自由に薬を購入できるのだ。

　市場経済化したポストコロニアル状況下では，安価な西洋薬が自由に流通することで，生物医療の管理下から一部ズレたり外れたりしながら，市井の人は病気に対応している。語りからもその様子がみてとれた。肺ペストのケースでは成立しないが，同じような状況下において「正しい生物医療」とは別の安価な「治療法」が確立していく可能性が残るのだろう。

②死者の埋葬をめぐって

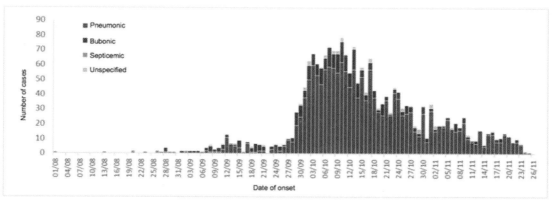

図4　肺ペスト症例の分布：8月1日〜11月28日（WHO Report 14 2017: 2）

　ペストで死者が出た際に，死体をどう処理するかが問題になった。一般にマダガスカルでは，「死体」は，単なる物体ではなく，大事な祖先となる死者である。遺体を故地まで，近い親族が引き取って運び，巨大な祖先共同墓に埋葬する。

　現地新聞（10月19日）によれば，首都アンタナナリボで，ペスト患者の死体をめぐって住民と当局の間で争いが起きて問題になった。ペスト菌の感染を拡大させないため，衛生担当局の担当者は，衛生上の規則にのっとって，ペスト患者の死体を回収して，家族から引き離して持っていってしまう。感染拡大を防ぐために，政府が定めた共同墓地に埋葬するのである。しかし遺族は，遺体を当局に渡すことを拒み，政府の方針に従おうとしないため，激しい争いが起きていた（L'Express de Madagascar, 2017年10月19日）。

　故地にある先祖伝来の墓に埋葬されることは，住民にはとても重要である。なぜならローカルな人びとの生は，生物学的な死によって途絶するのではなく，祖先への道行きの途上をなすと考えられているからである。死者は，故地の墓に埋葬されることによって，はじめて祖先としての位置付けを与えられる。また遺族は，死者を故地の墓に埋葬することで，遺族としての義務を果たす。死んで墓に埋葬されないということは，死者その人にとっても，遺族にとっても心理的に大きな負担をともなう。祖先とは，子孫に祝福と加護を授け，安寧を保障してくれる存在である。他方，先祖の位置付けを得ることのない死者は，生者を祟り，生者を脅かしかねない存在である（森山，2013）。

　住民にとっての「死体」は，故地の代々の共同墓に埋葬して先祖として弔うべき対象である。しかしながらポストコロニアル状況下では，生物医学が基準となり，厳しい検疫が準備される。もしも患者の家族らから語りを得られるとしたら，患者の家族らの主体性を救済するような内容になることが容易に想像されよう。

③「ペストは存在しない」「自分たちは罹らない」という語り

　マダガスカル政府が，海外からの巨額な援助を得たいがために，ペスト流行を大げさに喧伝しているという語りを耳にした。例えば，教育レベルの高いアンタナナリボ大学の大学生の間でそのような話が出ていた。またペストは貧困の病いなので，自分たちは罹らないという語りを聴く機会があった。これらは一体どういうことなのか考えてみたい。

　「大学生の娘（20代）は，政府が海外からお金を貰いたいから，ペストのことを大げさに言っているだけだと。同級生も同じように言っているのだと。ペストはないのに，あるんだと言って，政府がお金を貰っているんだと」（50代女性，中流階級，会社員）

　「マダガスカルは貧しい。ペストは，貧困の病気。衛生状態が悪い人たちが，ペストに罹る」（70代

女性，中流階級，教員）

　2つの語りに共通するのは，ともに間接的ではあるのだが，マダガスカルの貧困に対する指摘が含まれる点である。グローバルに資本経済が広がるポストコロニアル状況下において，マダガスカルはまさに世界システムの周辺に位置しており，経済を基盤にした中核からみて，ヘルスケア分野においても支配されている。2つの語りは，ともに病気と貧困の関係を表しており，貧困によるある種の社会的な困難さをみてとることができるだろう。

Ⅴ　おわりに

　グローバルに展開する国際保健の問題は，第三世界におけるポストコロニアル状況の医療とそこに住む人びとの関係を考えるための重要な課題を提示してくれる。本稿の事例で取り扱った2017年シーズンのマダガスカルにおける都市部での肺ペスト流行は，今回はマダガスカル国内に留まったものの，かつては国境をまたぐ危険性を高頻度に伴ったペストという感染症であった。

　「声の小さな人びと」の語りから得られたひとつの鍵概念として「貧困」を取り上げることができる。グローバルに展開する市場主義経済に伴って，世界中に隈なく到達した生物学的医療が周辺の地域でどのような役割を担っているか検討する際に，経済的格差がもたらす物資，技術，知識などの枯渇を指摘できよう。つまり世界システムの動態においてヘルスケアは別ものだと考えることは現実的ではないのだ。とりわけ接することの叶わなかった「声なき人びと」（最も声の小さな人びと）ほど，それらが顕著であろう。

　国際保健医療の問題は，コロニアルな医療，そしてポストコロニアルな医療と連続している。医療分野でグローバルに展開するのは，生物学的な基盤をもつ西洋由来の医療であり，そちら側からの視点で保健医療の問題はまず捉えられる。それがグローバルな戦略そのものであり，植民地時代から続く医療のあり方なのだろう。しかしなが

ら英国の医師・人類学者であるヘルマン（2018; p.463）は，目的ではどうであれ，ほとんどのグローバルな保健医療戦略の中核には，基本的な矛盾が潜んでいる点を指摘している。つまり彼によれば，グローバルな保健医療の問題はグローバルな戦略を必要とするが，それと同時に，世界のすべての場所で応用できる普遍的な保健医療戦略はないのである。

　医療人類学が果たす役割として，ローカルな語り（ナラティヴ）を汲み取ることで，その地域の医療をめぐる社会・文化的な価値観を明らかにすることが挙げられよう。標準化された生物学的医療の影響下におけるローカルな実践は，ローカルな声に耳を傾けることで，矛盾点への相互的な交渉が可能となる。本事例では感染症を対象とした急性期疾患であるので，患者やその家族らの病いの苦悩の語りをすくい取るというよりはむしろ病気にまつわる周縁の人びととのローカルな語りをすくい取ることになった。

　本稿でみたように，「声の小さな人びととの語り」を汲み取ることが，ポストコロニアル状況とも呼応して，グローバルに展開する保健医療の矛盾を埋める臨床実践と接続することに大きく寄与している。今後とも生物医療と人文社会学を架橋するこの分野の発展が期待される。

　（本稿の内容は筆者の個人的な見解である。）

文　献

Anonymous（1899）Plague in Madagascar. The Lancet, Volume 153, Issue 3941, p.713, March 11.

Bear, H., Singer, M. & Susser, I.（2013）Medical Anthropology and the World System: Critical Perspectives, 3rd Edition. ABC-CLIO.

浜田明範（2018）「医療人類学にとってナラティヴとは何か？」に寄せて．コンタクト・ゾーン，10; 210-219.

Helman, C. G.（2007）Culture, Health and Illness, 5th Edition. Hodder Arnold.（辻内琢也・牛山美穂・鈴木勝己・濱雄亮監訳（2018）ヘルマン医療人類学—文化・健康・病い．金剛出版．）

池田光穂（2001）世界医療システム．In：池田光穂：実践の医療人類学—中央アメリカ・ヘルスケアシステムにおける医療の地政学的展開．世界思想社　pp.62-77.

春日忠善（1983）ペスト流行の変遷と予防治療法の昔と今．日本細菌学雑誌，38（特）; 35-39.

Keane, C.（1998）Globality and Constructions of World Health. Medical Anthropology Quarterly, 12(2); 226-240.

L'Express de Madagascar："Epidémie: Suspicion décès dus à la peste à Antananarivo"（流行，首都アンタナナリボでペストによる死者が疑われる）．一面記事，2017年9月9日．

L'Express de Madagascar："ANTANANARIVO Rude bataille sur les cadavres des pestiférés"（首都アンタナナリボ，ペスト患者の死体をめぐって厳しい争い）．一面記事，2017年10月19日．

森山工（2013）葬制と墓制　死者から祖先への道行き．In：飯田卓・深澤秀夫・森山工編：マダガスカルを知るための62章．明石書店，pp.205-209.

大谷裕文（2006）ポストコロニアル論．In：綾部恒雄編：文化人類学の20の理論．弘文堂，pp.266-283.

Spivak, G. C.（1988）Can the Subaltern Speak? In: Nelson, C. & Grossberg, L.（Eds.）: Marxism and the Interpretation of Culture. University of Illinois Press, pp.271-313.（上村忠男訳（1998）サバルタンは語ることができるか．みすず書房.）

Wallerstein, I.（2004）World-Systems Analysis: An Introduction. Duke University Press.（山下範久訳（2006）入門・世界システム分析．藤原書店.）

WHO："PLAGUE OUTBREAK Madagascar External Situation Report1—Report 14"Date of issue: 4 October 2017 - 4 December 2017. https://afro.who.int/health-topics/plague/plague-outbreak-situation-reports（2018年11月4日閲覧）

沈黙を破る言葉

西アフリカの小児科病棟における対話とケアの可能性

井田暁子 *

独立行政法人 国際協力機構

「これは，子どものお尻に注射をするお医者さんです。子どもは泣いています。お医者さんは子どもに『ああ，黙れ！』と言いました。…（略）…子どもは泣きながら，『僕を離して，僕を放っておいて』，と叫びました。するとお医者さんは子どもに『黙れ！』と言い，子どもは口をつぐみました。お医者さんが子どものパンツを脱がせると，…（略）…子どものお尻は全部丸見えになりました。子どもは頭を下げました」（「病院での経験」モドゥ，13歳，男児，2010）

I ダカールの小児科病棟

湿気を含んだ蒸し暑い雨季の空気を，各部屋の天井にある巨大な羽がゆっくりとかき混ぜている。喧騒に包まれた朝の小児科病棟の階段を2階まで上り切ると，突き当たりの廊下の壁に大理石の札が見える[注1]。

「この小児癌科は，ヴィヴィアン・ワド大統領夫人立ち会いの下に開設された。2007年」

病気の子ども，付き添いの母親や父親，病棟で働く医師や看護師達は皆，一日に何度もこの札の前を通り過ぎる。病棟に入る時，建物の外で配られる小さな洗面器に入った夕食の魚の炊き込みご飯を受け取るとき，薬局に薬を買いに行く時，もしくは，病棟の前にある大きな樹の下のベンチに座

って日光浴をするために，病棟を出て行く時。しかしその内容の明快さとは対照的に，自分の子どもの病名を知る親はほとんどいなかった。そもそも，病棟内で「癌」という言葉を耳にすることは無かった。医療者，家族，子どもが交わす日々の会話から，この言葉はまるで存在しないかのように削り取られていた。

なぜ告知はなされないのか。なぜ医療者，患児，家族はすれ違うのか。過去の拙稿（井田，2012，2017）では，セネガル共和国[注2]の首都ダカール市にある国立病院（以下「B病院」）内の小児科病棟で行った民族誌的調査[注3]の結果に基づき，癌が「死の宣告」と見なされるセネガル社会での医師と患者，大人と子どもの権力関係や，貧困と公共医療サービスの破綻，という文脈からこれらの問いを考察した。本稿では同じ調査結果に基づいて，今度は看護師による子どもへの注射，という異なる状況下での相互作用と語りを分析することにより，同じ小児科病棟内で医療者と患児間の沈

注1）原文は仏語。セネガルの一般庶民の多くは，公用語である仏語の読み書きができない。

注2）アフリカ大陸の西端に位置する，人口約1590万人の共和国。1960年に仏より独立。1人当たりの名目国民総所得は2,384米ドル（2011年の購買力平価，約18万円），出生時の平均余命は66.5歳，各国の社会経済的な豊かさを示す人間開発指数は，世界189カ国中164位（UNDP, 2018）。5歳未満児の死亡率は1,000出生当たり75人で，主な死因は周産期疾患，マラリア，下痢，肺炎である（UNICEF, 2012）。

注3）小児科および小児癌科の診療科長より許可を得て，2009年5月から2010年2月にかけて参与観察と民族誌的インタビューを実施した。また，その後も隣国ガンビアやギニアビサウを含めた追跡調査を行った。

黙が破られる条件や可能性を検討する。人口の半分が貧困に喘ぎ（World Bank, 2017），公的サービスがほぼ破綻したセネガルの公立病院での状況は，国民皆保険が実現し技術レベルの高い日本の病院からはかけ離れて感じられるかもしれない。しかし時空を超えた小児科病棟の「今ここ」には，個別特定の文脈とともに「対話の前提となる医師・患者の関係をどう構築するのか」という共通の問題がある。本稿ではこうした観点から，人類学とナラティヴ・アプローチの協働可能性も視野に入れつつ分析を進める。

II アフリカの病院で子どもが経験する痛み

　国際疼痛学会（IASP）の定義によれば，痛みは単なる物理的な刺激への生理学的反応ではなく，歴史・社会文化的関係に基づく主観的な経験である（IASP, 1986）。実際に，痛みへの態度や許容できる痛みの限界は，人生の最初の数年間に家庭での躾や教育を通じて身体と情操の両面から形成され（Le Breton, 1995, pp.112-115），個人のアイデンティティーや世界観と共に特定の社会歴史的文脈の中で身につけられる。また痛みの経験は，痛みを与える者と与えられる者の社会的関係にも規定される。西アフリカの病院では，サービスにアクセスする際の患者と医療者の個人的関係の重要性が指摘されているが（Fall, 2007; Jaffré & Olivier de Sardan, 2003），この関係は痛みにも当然，反映されると予想される。

　痛みは子どもにとって特に切実な問題である。なぜなら，子どもは感じた痛みを十分に言葉で伝えることが難しく，さらには子どもの声に耳を傾けない大人も多いからである。しかし過去の西アフリカ研究では，「子ども」が家族生活や儀礼の文脈で副次的に触れられることはあっても，主題としてはほとんど扱われてこなかった（Bonnet, 1988; Lallemand, 2002; Rabain-Jamin, 2003）。さらには子どもの健康に関する統計データは存在しても，病気の子ども自身の視点を取り上げた研究は稀であり，病院における子どもの痛みの経験に至っては，これまでほぼ扱われて来なかっ

た（Jaffré et al., 2009）。しかし James と Prout（1990）らの研究が示すように，子どもは「声を持たない受け身の存在」ではなく，自らの痛みを沈黙も含めた自らの「言葉」で語る主体的な存在であり，その言葉には子どもの置かれた社会関係や権力構造が内包されている。こうした背景から，本稿では子どもが病院で経験する痛みの社会的文脈に光を当てる。

III B病院

　本調査の対象となったB病院は，ダカール市内にある国立大学の付属病院で，病床数750床の大型病院である。小児科病棟には72の病床があり，年間約6千人を診療している。小児科には，医学部の教授を兼ねる診療科長を筆頭に，医師10名，研修医3名[注4]，看護師7名を含む計39名が配属されているが，実質的には低賃金で働く研修医を中心に運営されていた。B病院は他の公立病院と同様に，石鹸や注射器，麻酔薬に至る医薬品や資機材の恒常的な不足に悩まされており，停電や断水により診療がしばしば中断した。また，労働条件の改善を求める医師や看護師によるストライキがたびたび発生していた。

　セネガルでは健康保険が十分整備されておらず，病院での診療は，医薬品や消耗品を含め基本的に現金払いが求められる。そのため一部の富裕層は医療設備が整った私立病院を利用するのに対し，庶民は診療費が比較的安い公立病院を利用する傾向にある。B病院の利用者の大部分は近隣諸国の出身者を含む貧困層であり，薬草や祈祷による伝統的治療の末に回復せず，最後の手段として重篤な状態で運ばれて来る患者，診療費が払えず治療を中断する患者が多かった。

IV 初めての注射：マリー・テレーズの場合

　ダカールの小児科病棟では，患児のほぼ全員が，

注4）研修医は，公式には指導医による監督の下でのみ診療を行うことができるが，病棟内で事実上医師の役割を担っていることから，本稿では医師と研修医を同じ「医師」と分類する。

初日に採血，注射，点滴などの侵襲性の高い検査や治療を受けるが，医療者による事前の説明や痛みの緩和は行われていない（「子どもは何も分からないよ」：研修医Ａ）。特に，癌の疑いありと診断された子どもは，生体検査や骨髄穿刺など強度の痛みを伴う検査を繰り返すが，一般に鎮痛剤や麻酔薬は使われていない。筆者が2010年にダカール市内の小学校2校で実施した小学6年生計184名への質的調査では，入院経験を持つ子どもの多くが，処置室で治療を受ける子どもたちの叫び声や唸り声を聞いて不安になったと述べた。以下の事例では，初診で病院を訪れた子どもが採血や注射の際に経験する恐怖や痛みの感覚と，子どもとの対話を引き出し処置の遂行に成功した看護師の事例を検討する。

マリー・テレーズという14歳の少女は，ダカール市の郊外から兄に付き添われて来院し，急性の関節リウマチと診断された結果，そのまま入院し採血，静脈注射を行うことになった。

10時27分，花柄のワンピースを着た大柄の少女が，車椅子で狭い処置室に入って来た。この日，部屋には仕事中の看護師が3名と休息中の看護師1名が座っている。40歳位のベテラン，ニャン看護師が少女の左手首に青いゴム紐をきつく巻いて結び目を作り，手首を綿球で拭く。横にいる私にも少女の強い緊張が伝わってくる。次に看護師が少女の手首を針で刺す。少女は唇を噛みしめて歯を食い縛り，しかめ面をする。採血の後，マリー・テレーズが激しく呼吸を繰り返す。隣でディアロ看護師が赤ん坊に注射をしている。「ギャー！」赤ん坊は耳を刺す金切り声を上げて泣く。ニャン看護師が携帯電話の画面に映った息子の写真を他の3人の看護師に見せ，看護師達は仕事の手を止めて笑顔で応じる。ディアロ看護師は仕事を再開するが，赤ん坊の血管を見つけるのが難しく，注射は何度も失敗する。この間，少女は横で心配と苦痛が入り混じった顔で沈黙している。

狭い処置室で，看護師達は互いに近接した姿勢で働いている。部屋は彼等の休憩室を兼ねており，個人的なやりとりが平行して展開する。病棟での医師に対する彼等の立ち位置は弱い。休憩時にここに来るのも，看護師の休憩室が狭く窓すらも無いからだ。他方，新参者の患者は心理的にこの空間から締め出されてしまう。

突然，糖尿病の少年ポール（10歳）が母親と部屋の入り口を通りかかる。ポールの母親が挨拶をすると，看護師たちが満面の笑顔で振り向き挨拶を返す。この数分間だけ，部屋の雰囲気が変わる。「Dr. ジャクリーンは隣の部屋にいるよ。こっちから通りなよ」コリー看護師が愉快な調子で言い，少年と母親は礼を言って微笑みながら去ってゆく。

慢性病の子どもとその家族は，何年も小児科に通ううちに医療者と密な関係を構築する。入院から1週間後，マリー・テレーズは，病院に慣れたお陰で初日よりずっと快適に感じる，と述べた。実際のところ，医療者側も子どもに慣れたのだ。

11時8分，ニャン看護師が同僚と話しながら少女の左ひじに青いゴム紐を巻く。静脈を探す手が少女の手首に触れる度，少女は歯を食い縛り目をつぶる。「お願いです。右腕にしてください」マリー・テレーズは，看護師が注射をする段になって突然懇願した。しかし看護師は耳を貸さない。黙って少女の左腕に針を刺し，失敗に終わる。その後ニャン看護師はすでに採血をした左手首に針を刺そうと試みる。マリー・テレーズは怖がって泣き始め，看護師に左手首に注射をしないよう懇願する。看護師は子どもを無視して注射を続けるが失敗する。「ウゥゥ……」。少女は怯え，懇願しながら泣き始める。「エイ！」突然，コリー看護師が少女を叱責する厳しい調子で一喝した。そして次の瞬間，素早く椅子から立ち上がり少女の右肩を大きな両手でしっかりと掴んだ。ニャン看護師は黙って

少女の左手首に注射針を刺すが，再び失敗する。看護師は諦めて手首から針を抜く。傷から血が流れる。少女は動揺した様子で看護師に懇願し続ける。私は心配になってコリー看護師に少女が何を言っているのか尋ねるが，看護師は答えない。コリー看護師が少女を再び叱りつけると涙が少女の頬を伝う。11 時 17 分，ニャン看護師は再び注射を試みるが，失敗に終わる。少女は歯を食い縛っているが，泣き出してしまう。

「名前，何て言うの？」11 時 20 分，ディアロ看護師が入って来て，突然少女に質問する。ニャン看護師は，素早く少女の車椅子を同僚の方へと向ける。やって来たばかりの看護師は，落ち着いて少女に話しかける。「Dr. マリー・テレーズ，あなたは私の大の仲良し。一回だけ注射をしたら，私達，友達になるの。注射をしてもいい？」少女が頷く。マリー・テレーズが落ち着いて見える。「手を出して」看護師は少女に言って，素早く手首の周りにゴム紐を巻きつける。11 時 24 分，看護師が少女の手首に針を刺す。今度は成功し，少女も静かなままだ。「痛い？」少女はノンと答える。でも膝が震えている。看護師はもう一度少女の名前を呼び，彼女の様子を確認し，静脈から薬液を流し込み始める。「痛い？」ううん，と少女が首を振る。看護師は 2 本目の注射に持ち代える。そして 3 本目。「痛い？」ううん。「さあ，おしまい」全てが平穏に終わり，少女は病室へと立ち去る。11 時 30 分，ディアロ看護師は私に「仕事をやり遂げるためには子どもと本当にうまく交渉しないといけない」と述べる。私は安堵して椅子から立ち上がる。

最終的に，マリー・テレーズは 57 分の間に 10 回針で刺されたことになる。初めの 2 回は成功したが，その後でニャン看護師が行った注射は全て失敗した。これに対しディアロ看護師は 3 分で 3 本の注射を終えた。2 人のアプローチは何が異なっていたのだろうか。冒頭，少女とニャン看護師の間ではほぼ会話が交わされないまま採血や注射が進行する。2 人は一貫して対照的である。車椅子に座った少女は動くことができない。また，初めての病院で何が起きるのかを知らないまま放置される。逆に看護師にとって，処置室は熟知した日常の場である。これはセネガルという年功序列と権威を重んじる社会（Sylla, 1994［1978］）での大人に対する子ども，医療者に対する患者，特に新参の子どもの患者としての少女の立ち位置を象徴的に表している。患者の痛みや苦しみは医療行為の当然の結果として受容されており，子どもには感情を抑え，沈黙を求める強い社会的圧力が働いている。

しかしこの規範は絶対ではなく，ポールの例が示すように，医療者と患者／家族の親密さ，痛みが病気と治療のどちらから生じたのか，医師と看護師の連携の度合い，などによって経験されるケアの質に差が生じる（Ida, 2016）。実際，少女とディアロ看護師が会話を交わすことによって注射の物理的な痛みが減る訳ではない。しかしニャン看護師の時と異なるのは，子どもが感じた恐怖の度合いであり，その場に一時的にでも展開する社会関係への帰属である。

「名前，何て言うの？」ディアロ看護師は少女に名前を尋ねながら，匿名だった彼女の存在を「マリー・テレーズ」という 1 人の人間に変換する。こうして，処置室に来て 53 分が経過して初めて，少女は個人として存在し始め，2 人の関係は個人的なトーンを帯びながら急速に展開する。看護師が少女を「Dr. マリー・テレーズ」，そして「私の仲間」と呼ぶ時，それがどんなに表面的であるにせよ，14 歳の患者と 40 代の看護師の間の関係は，それまでと全く違ったものへと変化している。病院内で医師が看護師に対して持つ権威は絶対であり[注5]，それを承知の上で看護師は少女を自分より高い位置に置いたのだ。実際のところ，マリー・テレーズは手を出すように言うディアロ看護師を拒否する自由を持ち合わせてはいない。しかし看護師が少女に「痛い？」と訊くその行為自体が，医療者と少女の間の距離を縮め，少女が看護師に抱く信頼を高め，少女が恐怖や痛みを乗り越える力

注5）ダカールの研修医達は頻繁に「医師が命令すると，看護師が実行する」と述べた。看護師には患者の診断や治療方針は共有されておらず，症例検討会への参加も許可されていなかった。

すらも高めているように見える。対話が既存の権力関係とこれを前提としたケアの経験を変化させたのである。対極に置かれた患児と看護師の立場が会話を通じて転換されることによって，痛みは耐えうるものとなり，処置（看護師にとっての「仕事」）は終了する。看護師にとって関心の対象外にあった少女が「ルール」に反して注射を拒否したことにより，看護師チームは注射の部位を変え怒鳴りつける戦略を転換し，患児との権力関係を転換し譲歩することによって治療を完了する道を切り拓く。少女が意識していなかったとしても，彼女は看護師との「交渉」に成功したのであり，看護師達もまた少女に5本の注射を行うという業務を時間内に終えたという意味で成功したと言える。

V 言葉が開く関係性とケアの経験

医師と親が密室で向き合う癌の告知とは異なり，注射の場面では，社会階層的にも患者や親により近い看護師が，同僚にも開かれた空間で患児との相互作用を展開する。加えて看護師は，限られた裁量と時間的な制約の下で，素早い決断と行動を要求されている。こうした環境で，時に権力関係の揺らぎが生じる。小児科では経験の浅い研修医が，週末等の例外的な場面で穿刺を行い，失敗する例が複数観察されたが，医師が看護師や医学生を前に失敗を認めたり，患者や家族への説明に至った事例は無かった（人類学者：「どうしたの？」，研修医B：「終わった」）。権威の象徴として理性的に行動することを求められる医師は，率直に自らの失敗や感情を語ることを許されていない。看護師には医師ほどの権威が与えられていない分，また患者と身体的に近い距離で長い時間を共にする分，患者との距離を縮めとっさの権力関係の反転すら即興で演じる余地を残している。

病院内における医師と患者の相互作用は，両者の関係のみならず，社会における患者の立ち位置（例えば大人に対する子ども）や，医師と医師以外の医療者の関係（例えば医師と看護師の権威主義的な関係）などのより広い社会関係の中で成り立っている。マリー・テレーズの事例で興味深い

のは，こうした構造的な関係性から生成した沈黙が，担当外の看護師による発話によって破られ，新しい関係が生成すると共に，ケアの経験すらも変えてしまう点である。対話に基づく医療の実践は，精神医学分野での開拓が著しいが[注6]，これらに共通するのは，患者が自律的な話者として，また意思決定者として，医療者との対話，病気への取り組み，生活や地域社会に位置付けられている点，そして医師，看護師，心理療法士など職種の異なるスタッフが，専門職としての水平な関係（大熊，2016，p.28；下平，2015）で構成する医療チームが，患者と患者を取り巻く社会関係を丸ごと視野に入れ，地域に根付いた医療を展開している点である。精神医学と子どもの注射を巡る相互作用を，単純に比較して論じることはできないが，これらの事例は，医療者が社会的な発言権を十分に持たない（もしくは持たなかった）患者を対話の相手として位置付けることにより，医療のアウトカム（見知らぬ環境での注射の耐えられない痛みを耐えられるものに変換する，もしくは急性の統合失調症を改善するなど）をも変化させる可能性を示唆している[注7]。ナラティヴ（narrative：物語，語り）・アプローチ[注8] [注9]と人類学は，現実が言葉により構成され，「物語」という纏まりあるも

注6）フィンランドのケプロダス病院における「開かれた対話」（セイックラとアーンキル，2016），イタリアの町トリエステで精神病院を廃止したフランコ・バザーリア派（大熊，2016）などが挙げられる。「開かれた対話」は，医師・患者間の権威主義的な関係を超え，様々な関係性を繋ぐ対話と傾聴を通して，患者の病いを取り巻く社会的文脈や関係性に変化を起こし，問題を解消に導くセラピー手法（Anderson, Goolishian & 野村，2013；セイックラ & アーンキル，2016）。

注7）しかし最終的には，構造的な社会関係の変化が前提となる。

注8）ナラティヴ・アプローチの理論的展開については諸説あるが，システム論を否定した後も治療成績が停滞していた家族療法において，1980年代後半以降，米国の人類学者グレゴリー・ベイトソンが打ち立てたコミュニケーション理論の影響を受けながら，脱構築主義を取り入れつつ「ナラティヴ・セラピー」が確立されたことが，一つの転機となっている（野村，2017，p.4）。精神医学の領域を超えて影響力を持つ「開かれた対話」の取り組みは，この延長線上にある。

のとして理解され生きられている，との前提（社会構成主義）を共有しているが，両者とも多様な学派を包摂し一つの「声」に集約されないことや，病者への支援と社会科学という立場の違いからも，相手の理論的背景にまで十分踏み込んだ形での対話はこれまで稀であった[注10]。しかしナラティヴ・セラピーの流れを汲む「開かれた対話」をはじめ，人類学理論の展開，という観点からも注目すべき取り組みが現れている。アフリカの小児科病棟で沈黙や痛みに耐える子ども達がどのように言葉を獲得できるのか，限られた資源を前提にどのような医療が可能なのか，を考える上でもナラティヴ・アプローチから学ぶべきことは多い。

　頬に大きな腫瘍を抱えたアルベルトという少年が，死の1カ月ほど前に毎週行っていた採血を初めて拒んだことがあった。「誰も僕に触らないで！」と叫びベッドでシーツを被っていた13歳の少年は，他の子ども達が私のカメラで病院内をあちこち撮影しているのを見て，カメラを貸して欲しいと頼んできた[注11]。「病気が治ったら，何をしたい？」という私の質問に，遠くギニアビサウからやって来た異国の少年は，「元気になったら，ポルトガルに住んでいるおじさんのところへ行く」と堂々とした面持ちで答えた。彼のカメラは結局，撮影の意図を誤解した医師に没収されてしまったが，あの時の少年の希望と自信に満ちた表情は，一人の個人として病院を見つめ自らを表

現する行為と，生きる力の繋がりをいつも私に思い出させてくれる。

文　献

Andersen, T.（1992）Reflections on reflections with families. In: McNamee, S. & Gergen, K. J.(Eds): Therapy as Social Construction. pp.54-68.

Anderson, H., Goolishian, H., & 野村直樹（2013）協働するナラティヴ—グーリシャンとアンダーソンによる論文「言語システムとしてのヒューマンシステム」. 遠見書房.

Bonnet, D.（1988）Corps biologique, corps social. Procréation et maladie de l'enfant en pays mossi, Burkina Faso. Paris, Edition de l'Orstom.

江口重幸ほか編（2006）ナラティヴと医療. 金剛出版.

Fall, A. S.（2007）Bricoler pour survivre. Perception de la pauvreté dans l'agglomération urbaine de Dakar. Paris, Karthala.

Hutchinson, T. A.（Ed.）（2011）Whole Person Care. A New Paradigm for the 21st Century. N. Y., Springer.

International Association for the Study of Pain (IASP)（1986）IASP Taxonomy, Pain. https://www.iasp-pain.org/Taxonomy#Pain（2017年11月24日閲覧）

井田暁子（2012）小児癌と死期の告知をめぐる行き違い. N：ナラティヴとケア，3; 70-75.

井田暁子（2017）沈黙と言葉—西アフリカの小児科病棟におけるすれ違いとオープンダイアローグへの考察. N：ナラティヴとケア，8; 77-83.

Jaffré, Y., Diallo, M., Atcha, V. & Dicko, F.（2009）Analyse anthropologique des interactions entre soignants et enfants dans quelques services de pédiatrie d'Afrique de l'Ouest (Abidjan, Bamako, Conakry). Bulletin de la Société de pathologie exotique, 102(4); 238-246.

Jaffré, Y. & Olivier de Sardan, J.-P. dir.（2003）Une médecine inhospitalière. Les difficiles relations entre soignants et soignés dans cinq capitales d'Afrique de l'ouest. Paris, Karthala Editions.

James, A. & Prout, A. dir.（1990）Constructing and Reconstructing Childhood. London, Falmer Press.

Lallemand, S.（2002）Esquisse de la courte histoire de l'anthropologie de l'enfance. Journal des africanistes, tome 72 fascicule 1; 9-18.

Le Breton, D.（1995）Anthropologie de la douleur. Paris, Métailié.

野村直樹（2006）ナラティヴとは何か. In: 江口重幸ほか編：ナラティヴと医療. 金剛出版，pp.11-30.

野村直樹（2017）開かれた対話の世界へようこそ. N：ナラティヴとケア，8; 2-6.

大熊一夫（2016）精神病院はいらない！　イタリア・バザーリア改革を達成させた愛弟子3人の証言. 現代書館.

Rabain-Jamin, J.（2003）Enfance, âge et développement chez les Wolof du Sénégal. L'Homme, 167-168; 49-65.

注9）ナラティヴ・アプローチは，ケアの物語的特性，及び専門職の世界と日常世界を同時に捉える「医療者込みの理論」（江口ほか編，2006, p.4）に重点を置く。また「ナラティヴ」には，出来上がったストーリーとしての側面と，話しかけ応答し，対話する現在進行形の「語り」の行為としての側面があり，治療者には，患者の苦悩の物語を書き換える手助け役（White & Epston, 1990），又は進行する会話を広げるための会話の相方（Andersen, 1992; Anderson, Goolishian & 野村，2013）としての役割が求められる（野村，2006, p.15）。

注10）日本の医療人類学では，ナラティヴ・スタディーズと全人的ケア（Hutchinson Ed., 2011）を混同した議論がなされる（澤野，2018）など，ナラティヴ・アプローチへの理解が進んでいるとは言い難い。

注11）調査の一環として，小児癌科の診療科長の許可を得て撮影を行っていたもの。

澤野美智子（2018）序—医療人類学における『理想』のナラティヴと現実の間. コンタクト・ゾーン, 10; 107-117.

セイックラ, J. & アーンキル, T. E.（高木俊介・岡田愛訳, 2016）オープンダイアローグ. 日本評論社.

Sylla, A.,（1994［1978］）La philosophie morale des Wolof. 2ème édition, Dakar, IFAN, Université de Dakar.

下平美智代（2015）さらに見えてきたオープンダイアローグ—フィンランド, ケロプダス病院見聞録. 精神看護, 18(2); 106-122.

UNDP（2018）Human Development Indices and Indicators: 2018 Statistical Update. Briefing note for countries on the 2018 Statistical Update: Senegal. UNDP Human Development Reports website. http://hdr.undp.org/sites/all/themes/hdr_thémécountry-notes/SEN.pdf（2018 年 11 月 1 日閲覧）

UNICEF（2012）Country Profile Senegal. Maternal, Newborn & Child Survival, N.Y., UNICEF. https://data.unicef.org/wp-content/uploads/country_profiles/Senegal/Maternal_SEN.pdf（2018 年 11 月 1 日閲覧）

White, M. & Epston, D.,（1990）Narrative Means to Therapeutic Ends. N.Y., W. W. Norton.

World Bank（2017）Poverty headcount ratio and national poverty lines (% of population). https://data.worldbank.org/indicator/SI.POV.NAHC?locations=SN&view=chart（2018 年 11 月 1 日閲覧）

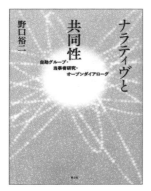

ブックレヴュー

問題が個人や社会の前にあるとき，私たちは性急に解決を急ぎがちである。答えがある問題であればいいのだが，答えがないような，あるいは幾通りもあるような場合，私たちはどうすればいいのだろうか。臨床現場にそういう問いは多いのではないだろうか。野口裕二著「ナラティヴと共同性―自助グループ・当事者研究・オープンダイアローグ」（青土社）は，そうした問題にヒントをくれそうである。「問題を特定するのではなく，問題を語りあうこと。問題を個人で背負うのではなくネットワークで背負うこと。決して結論を急がず，不確実性に耐えながら，さまざまな思いが自由に語られる空間をつくること」が必要と野口は言う。その先はこの本をご覧いただきたい。

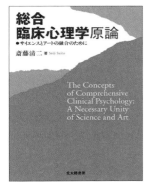

ブックレヴュー

斎藤清二著『総合臨床心理学原論』（北大路書房）は，臨床心理学とはどのような営みであるかをあらためて問い直す意図に貫かれた本である。現実世界では，理論は常に発展途上であり（つまり理論とは仮説と同義である），臨床心理学は実践を通して仮説を検証し，新たな仮説を生成する循環的なプロセスであると言える。ゆえに教条主義・折衷主義は有効ではなく，本書ではさまざまな方法論を細かく見ていくよりも，それらに共通する原則を丁寧に検討していくことを目指す。原論のゆえんである。そして，「理論レベルでは多元主義で，実践レベルでは，使えるものは何でも使う，ブリコラージュ的総合主義」な臨床心理学的実践を提唱する。

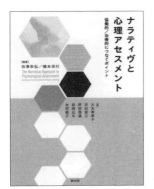

ブックレヴュー

田澤安弘・橋本忠行編『ナラティヴと心理アセスメント―協働的／治療的につなぐポイント』（創元社）はチャレンジングな1冊である。そもそも心理アセスメントとナラティヴ（その土台となる社会構成主義）は，あまり仲良くはない。心理アセスメントは統計的データを基礎として被検者と母集団との異同を測るものであり，どうしても検査者のほうが上位になってしまうところがある。しかし同じ検査でも検査者によって点数が異なることはよく知られ，ただの検査が検査結果の上手なフィードバックを伴うと治療的なケアにつながることもある。本書はナラティヴを切り口にさまざまな臨床現場での具体的実践例を示し協働的／治療的アセスメントという心理アセスメントの新しい方法論を紹介する。

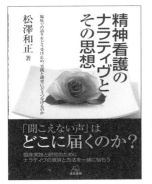

ブックレヴュー

聞こえない声はどこに届くのだろうか？――一見矛盾に見えるこの問いかけは，精神科看護の日常のなかではありふれているのかもしれない。精神科看護師であり，また多くの看護師を育てた教員である松澤和正による新たな1冊が「精神看護のナラティヴとその思想―臨床での語りをどう受け止め，実践と研究にどうつなげるのか」（遠見書房）である。本書は松澤のさまざまな論考を集めた1冊で，重篤な患者が多い精神看護の世界を歩み続けてきた著者の，臨床へのエピソード，看護への思いと哲学，その未来への道標をまとめている。松澤は精神看護の世界で多くの看護実践論やナラティヴ論を広げてきた。臨床実践と研究のためにナラティヴの意味と方法をめぐるエキサイティングな論考である。

編集後記：
　2018年に注目したニュースのひとつが，日本の10の地域の仮面・仮装の神々「来訪神」がユネスコの無形文化遺産に登録された件であった。かつていち早く甑島のトシドンが選ばれた時，夜間の行事の撮影が禁じられ，直後に仮面など焼かれるというその神秘的な神の顔貌が堂々と新聞などに掲載されたのを見て，こんな顔だったのかと驚いた記憶がある。今は闇が取り払われ，すべてが昼光のもとにさらされる時代なのであろう。コワモテで暴力的な印象がある男鹿のナマハゲが，高齢者の家を訪れ，長寿の秘訣に耳を傾け，健康を気づかうよう励まして帰るという映像には笑わされたが，子どものトラウマになるからとその来訪を断る家族もいるという。神様もやさしさを求められる難しい時代なのだ。本号特集「医療人類学──いのちをめぐる冒険」はいかがだっただろうか。昼間の光には映らない部分への想像力が少しでも刺激されることがあったら望外の喜びである。

（江口重幸）

【執筆者一覧：50音順】
（独立行政法人 国際協力機構）井田暁子
（東京武蔵野病院）江口重幸 *
（慶應義塾大学文学部）北中淳子
（京都大学名誉教授）菅原和孝
（早稲田大学人間科学学術院／同大災害復興医療人類学研究所）辻内琢也

（十文字学園女子大学／白金高輪カウンセリングルーム）東畑開人
（ほりメンタルクリニック）堀　有伸
（帝京大学医療技術学部看護学科）松澤和正
（外務省医務官）吉田尚史

* 編者

※本誌では皆様の「声」を求めています。本誌がカバーしたいと考える「ナラティヴ」と「ケア」の分野は，さまざまなフィールドを架橋する分野ですが，そのために，研究報告や実践報告として既存の学術雑誌などには掲載が難しい場合もあるかと思います。皆様の臨床や実践の成果をぜひともご投稿ください。詳しくは，小社編集室までお気軽にお問い合わせください。

N：ナラティヴとケア　第10号
医療人類学──いのちをめぐる冒険

2019年1月30日　発行
定価（本体1,800円＋税）

編　者　江口　重幸（えぐち　しげゆき）
発行人　山内　俊介
発行所　遠見書房

〒181-0002 東京都三鷹市牟礼 6-24-12 三鷹ナショナルコート 004
tel 050-3735-8185／fax 050-3488-3894
http://tomishobo.com　tomi@tomishobo.com（編集室）
郵便振替　00120-4-585728

発行・年1回（1月）

印刷　太平印刷社・製本　村上製本

ISBN978-4-86616-081-8　C3047　©Tomishobo, Inc. 2019　Printed in Japan

N: ナラティヴとケア

定価 1,800 円＋税
毎号約 100 頁
年 1 回（1 月）発行

Japanese Journal of N: Narrative and Care

次号予告（2020 年 1 月・刊行予定）

特集：ナラティヴと心の科学

（編集：大阪大学教授　野村 晴夫）

★心理支援から心理学実験，認知科学まで広がるナラティブと心の科学の領域

バックナンバー

創刊号　❖特集：ナラティヴ・ベイスト・メディスンの展開（斎藤清二編）

第 2 号　❖特集：カルテを書く──医師にとっての「究極」のナラティヴ（古屋聡編）
　医師にとってカルテとは何だろうか？　　　　　　　　　　　　　（山梨市立牧丘病院）古屋　聡…ほか

第 3 号　❖特集：ナラティヴ・プラクティス新時代（江口重幸・野村直樹編）
　ナラティヴ・プラクティス：小さな冒険への招待　　　　　　　　（東京武蔵野病院）江口重幸…ほか

第 4 号　❖特集：心理的支援法としてのナラティヴ・アプローチ（森岡正芳編）
　心理的対人援助にナラティヴの視点を活かす聴くことによる創造　　　（神戸大学大学院）森岡正芳…ほか

第 5 号　❖特集：ナラティヴ・オンコロジー──緩和ケアの実践のために（小森康永・岸本寛史編）
　ナラティヴ・オンコロジーをやってみた　　　　　　　（愛知県がんセンター中央病院）小森康永…ほか

第 6 号　❖特集：ナラティヴの臨床社会学（野口裕二編）
　特集にあたって──ナラティヴの臨床社会学：その視点と論点　（東京学芸大学教育学部）野口裕二…ほか

第 7 号　❖特集：看護実践におけるナラティヴ（紙野雪香・野村直樹編）
　ナラティヴ看護実践の試みと未来　　　　　　（大阪府立大学大学院看護学研究科）紙野雪香…ほか

第 8 号　❖特集：オープンダイアローグの実践（野村直樹・斎藤　環編）
　はじめに──「開かれた対話」の世界へようこそ　　　　　　　　（名古屋市立大学）野村直樹…ほか

第 9 号　❖ビジュアル・ナラティヴ──視覚イメージで語る（やまだようこ編）
　ビジュアル・ナラティヴとは何か　　　　　　　　　　　　　　　（立命館大学）やまだようこ…ほか

定期購読のご案内

ぜひ定期でのご購読をお願いいたします。定期購読には，1）遠見書房からの直接発送による定期購読と，2）書店経由の定期購読があります。
　1）を選ばれた方は，遠見書房宛にメール（tomi@tomishobo.com）もしくは FAX（050-3488-3894）等で「送り先（〒），お名前，電話番号，N: ナラティヴとケア定期購読希望（希望号数も忘れずに）」と書いてお送りください。2）をご希望の方は，最寄の書店にご連絡いただければ，定期的に取り寄せが可能になります（定期台帳は小社が管理しております）。

※心と社会の学術出版　遠見書房の本※

遠見書房

**読んでわかる　やって身につく
解決志向リハーサルブック**
面接と対人援助の技術・基礎から上級まで
龍島秀広・阿部幸弘・相場幸子ほか著
解決志向アプローチの「超」入門書。わかりやすい解説＋盛り沢山のやってみる系ワークで，1人でも2人でも複数でもリハーサルできる！ 2,200円，四六並

対象関係論の源流
フェアベーン主要論文集
W・R・D・フェアベーン著
相田信男監修／栗原和彦編訳
「対象関係論」という言葉を初めて用い，フロイト以後の精神分析学の理論的な整備と発展に大きく寄与した独創的な臨床家の主要論文集。5,000円，A5並

治療者としてのあり方をめぐって
土居健郎が語る心の臨床家像
土居健郎・小倉　清著
土居健郎と，その弟子であり児童精神医学の大家　小倉による魅力に満ちた対談集。精神医学が生きる道はどこなのか？〈遠見こころライブラリー〉のために復刊。2,000円，四六並

武術家、身・心・霊を行ず
ユング心理学からみた極限体験・殺傷の中の救済
老松克博著
武術家として高名な老師範から，数十年にわたる修行の過程を克明に綴った記録を託された深層心理学者。その神秘の行体験をどう読み解き，そこに何を見るのか。1,800円，四六並

催眠トランス空間論と心理療法
セラピストの職人技を学ぶ
松木　繁編著
「催眠」を利用する催眠療法や壺イメージ療法，自律訓練法，そこから派生した動作法，家族療法，フォーカシングなどの職人芸から，トランスと心理療法の新しい形を考える。3,200円，A5並

金平糖：自閉症納言のデコボコ人生論
森口奈緒美著
高機能自閉症として生きる悩みや想いを存分に描き各界に衝撃を与えた自伝『変光星』『平行線』の森口さんが，鋭い視点とユーモアたっぷりに定型発達社会に物申す！　当事者エッセイの真骨頂，ここに刊行。1,700円，四六並

[新版]周産期のこころのケア
親と子の出会いとメンタルヘルス
永田雅子著
望まれぬ妊娠，不仲，分娩異常，不妊治療の末の妊娠，早産，死産，障害のある子を産むこと——周産期心理臨床に長年携わってきた臨床心理士によって書かれた待望の入門書。2,000円，四六並

産業・組織カウンセリング実践の手引き
基礎から応用への全7章
三浦由美子・磯崎富士雄・斎藤壮士著
3人のベテラン産業心理臨床家がコンパクトにまとめた必読の1冊。いかに産業臨床の現場で，クライエントを助け，企業や組織のニーズを汲み，治療チームに貢献するかを説く。2,200円，A5並

**無意識に届く
コミュニケーション・ツールを使う**
催眠とイメージの心理臨床　松木　繁著
松木メソッドを知っているか？　催眠を知ればすべての心理療法がうまくなる。トランス空間を活かした催眠療法とイメージ療法の神髄を描く。附録に催眠マニュアルも収録。2,600円，A5並

発達臨床心理学
脳・心・社会からの子どもの理解と支援
谷口　清著
長く自閉症者の脳機能研究や学校相談に携わってきた著者による発達臨床心理学の入門書。生物・心理・社会の視点から子どもの発達と困難を明らかにし，その支援のあり方を探る。2,800円，A5並

やさしいトランス療法
中島　央著
トランスを活かせば臨床はうまくなる！著者は，催眠療法家としても日本有数の精神科医で，催眠よりやさしく臨床面接でトランスを使えるアプローチを生み出しました。日常臨床でつかうコツとプロセスを丹念に紹介。2,200円，四六並

SC，教員，養護教諭らのための専門誌。第18号 学校のアセスメント入門（伊藤亜矢子編）。即利用可能な知見満載。年2（2，8月）刊行，1,400円

公認心理師の基礎と実践　全23巻
野島一彦・繁桝算男 監修
公認心理師養成カリキュラム23単位のコンセプトを醸成したテキスト・シリーズ。本邦心理学界の最高の研究者・実践家が執筆。①公認心理師の職責〜㉓関係行政論　まで心理職に必須の知識が身に着く。各 2,000円〜2,800円，A5並

公認心理師基礎用語集
よくわかる国試対策キーワード117
松本真理子・永田雅子編
試験範囲であるブループリントに準拠したキーワードを117に厳選。多くの研究者・実践家が執筆。名古屋大教授の2人が編んだ必携，必読の国試対策用語集です。2,000円，四六並

クラスで使える！　（CD-ROMつき）
アサーション授業プログラム
『自分にも相手にもやさしくなれるコミュニケーション力を高めよう』
竹田伸也・松尾理沙・大塚美菜子著
プレゼンソフト対応の付録CD-ROMと簡単手引きでだれでもアサーション・トレーニングが出来る！ 2,600円，A5並

イライラに困っている子どものための
アンガーマネジメント　スタートブック
教師・SCが活用する「怒り」のコントロール術
佐藤恵子著
イライラが多い子は問題を起こすたびに叱責され，自尊心を失う負のスパイラルに陥りがち。本書は精力的に活動をする著者による1冊。2,000円，A5並

誘発線描画法実施マニュアル
寺沢英理子・伊集院清一著
ワルテッグテストをヒントに開発された本法は，投映法的なアセスメント＋構成的な心理療法としても活用できるアプローチ。本書は詳細な手引きです。別売で，実際に使う用紙セット「誘発線描画法用紙」もあります。2,000円，B6並

なんでもやってみようと生きてきた
ダウン症がある僕が伝えたいこと
（ダウン症当事者）南正一郎著
南正一郎，46歳。小中学校は普通学級に通い，高校は養護学校を卒業。中学時代から始めた空手は黒帯で，子どもたちへの指導も行う。ダウン症をもつ，フツーの青年の半生記。1,500円，四六並

新刊案内のメールマガジン配信中です。mailmagazine@tomishobo.com まで空メールをお送りください

遠見書房　〒181-0002 東京都三鷹市牟礼 6-24-12　三鷹ナショナルコート 004
tel 050-3735-8185/fax 050-3488-3894　tomi@tomishobo.com　※定価は税別
http://tomishobo.com

※心と社会の学術出版　遠見書房の本※

遠見書房

解決の物語から学ぶ
ブリーフセラピーのエッセンス
ケース・フォーミュレーションとしての物語
狐塚貴博・若島孔文 編著
リソース，ワンダウン，パラドックス，コンプリメント等，ブリーフセラピーを学び，ケース・フォーミュレーション力を培うことを目指す。2,400円，四六並

身体系個性化の深層心理学
あるアスリートのプロセスと対座する
老松克博著
真に自分自身の肉体を限界に追い込むためには，身体と心の両面から深層にアプローチをする必要がある。従来のスポーツ心理学を超えた新しい方法論。〈遠見こころライブラリー〉2,200円，四六並

香月泰男 黒の創造
シベリアを描き続けた画家　制作活動と作品の深層
山 愛美著
画家 香月は抑留生活を送り，帰国後57点の『シベリヤ・シリーズ』を残した。画家にとって生きるとは何だったのか。生涯を追い，作品の深層に迫る。〈遠見こころライブラリー〉2,600円，四六並

コミュニティ・アプローチの実践
連携と協働とアドラー心理学
箕口雅博編
コミュニティのなかでどう動き，協働し，効果ある実践を行うか。この本は，心理・社会的なコミュニティへの支援のすべて描いたもので，多くの読者の臨床現場で役立つ一冊である。3,800円，A5並

非行臨床における家族支援
生島 浩著
非行臨床の第一人者で，家族支援の実践家としても高名な著者が支援者としてのノウハウと研究者としての成果を1冊にまとめた集大成。心理関係者・学校関係者・警察や裁判所，児相などの司法関係者などにオススメ。2,800円，A5並

訪問カウンセリング
理論と実践
寺沢英理子編著
不登校やひきこもり，長時間家を離れられない人のため，セラピストがクライアントの家に赴く訪問カウンセリング。その長年の経験をもとに，理論と実践を詰め込んだ1冊！ 2,400円，四六並

混合研究法への誘い
質的・量的研究を統合する新しい実践研究アプローチ
日本混合研究学会監修／抱井尚子・成田慶一編
混合研究法の哲学的・歴史的背景から，定義，デザイン，研究実践における具体的なノウハウまでがこの一冊でよく分かる。知識の本質を問う新しい科学的アプローチへの招待。2,400円，B5並

自分描画法の基礎と臨床
小山充道著
幼児から高齢者まで2千人を超える人々に描いてもらった自画像研究から生まれた自分描画法。この研究から活用までの全貌がこの1冊にまとまった。自分への振り返りを短時間に，抵抗も少なく深められる特性がある。4,600円，A5並

心理学者に聞く
みんなが笑顔になる認知症の話
正しい知識から予防・対応まで
竹田伸也 著
本人・家族・支援者のために書かれた高齢者臨床を実践し介護にも関わる心理学者ならではの，予防と対応のヒント集です。1,400円，四六並

森俊夫ブリーフセラピー文庫①
心理療法の本質を語る
ミルトン・エリクソンにはなれないけれど
森　俊夫・黒沢幸子著
未来志向アプローチ，森流気質論など独特のアイデアと感性で，最良の効果的なセラピーを実践できた要因は何か。死を前にした語り下ろし。2,200円，四六並

森俊夫ブリーフセラピー文庫②
効果的な心理面接のために
心理療法をめぐる対話集　森 俊夫ら著
信じていることは一つだけある。「よくなる」ということ。よくなり方は知らん……。吉川悟，山田秀世，遠山宜哉，西川公平，田中ひな子，児島達美らとの心理療法をめぐる対話。2,600円，四六並

森俊夫ブリーフセラピー文庫③
セラピストになるには
何も教えないことが教えている
森　俊夫ら著
「最近，1回で治るケースが増えてきた」──東豊，白木孝二，中島央，津川秀夫らとの心理療法をめぐる対話。最後の森ゼミも収録。2,600円，四六並

緊急支援のアウトリーチ
現場で求められる心理的支援の理論と実践
小澤康司・中垣真通・小俣和義編
今，対人援助の中で大きなキーワード「アウトリーチ」を現場の感覚から理論と技術をボトムアップした渾身の1冊。個人を揺るがす事件から大規模災害まで援助職は何をすべきか？ 3,400円，A5並

老いのこころと寄り添うこころ　改訂版
介護職・対人援助職のための心理学
山口智子編
高齢者本人と取り巻く家族，援助職などの問題や葛藤などをまとめた高齢者心理学入門書が堂々改訂。認知症だけでなく，生涯発達や喪失，生と死の問題等も心理学の視点で解説した。2,600円，A5並

事例で学ぶ生徒指導・進路指導・教育相談
中学校・高等学校編　改訂版
長谷川啓三・佐藤宏平・花田里欧子編
思春期特有の心理的課題への幅広い知識や現代社会における家庭の状況等の概観，解決にいたったさまざまな事例検討など，生きた知恵を詰めた必読1冊が改訂。2,800円，B5並

緊急支援のための BASIC Ph アプローチ
レジリエンスを引き出す6つの対処チャンネル
M・ラハド，M・シャシャム，O・アヤロン著
佐野信也・立花正一 監訳
人は6つの対処チャンネル；B（信念），A（感情），S（社会），I（想像），C（認知），Ph（身体）を持ち，立ち直る。イスラエル発の最新援助論。3,600円，A5並

興奮しやすい子どもには
愛着とトラウマの問題があるのかも
教育・保育・福祉の現場での対応と理解のヒント
西田泰子・中垣真通・市原眞記著
著者は，家族と離れて生きる子どもたちを養育する児童福祉施設の心理職。その経験をもとに学校や保育園などの職員に向けて書いた本。1,200円，A5並

臨床アドラー心理学のすすめ
セラピストの基本姿勢からの実践の応用まで
八巻 秀・深沢孝之・鈴木義也著
ブーム以前から地道にアドラー心理学を臨床に取り入れてきた3人の臨床家によって書かれた，対人支援の実践書。アドラーの知見を取り入れることでスキルアップ間違いナシ。2,000円，四六並

新刊案内のメールマガジン配信中です。mailmagazine@tomishobo.com まで空メールをお送りください

遠見書房
〒181-0002 東京都三鷹市牟礼 6-24-12
三鷹ナショナルコート 004
tel 050-3735-8185/fax 050-3488-3894

tomi@tomishobo.com　※定価は税別
http://tomishobo.com

※心と社会の学術出版　遠見書房の本※

遠見書房

ディスコースとしての心理療法
可能性を開く治療的会話
児島達美著
世界経済や社会傾向の変動のなかで，心理療法のあり方は問われ続けている。本書は，そんな心理療法の本質的な意味を著者独特の軽妙な深淵さのなかで改めて問う力作である。3,000円，四六並

ナラティブ・メディスン入門
小森康永著
本書は，シャロンの『ナラティブ・メディスン』をひもとき，精密読解，パラレルチャート，アウトサイダー・ウィットネスなどの方法論を具体例を交えて分かりやすく解説。日本における著者らの刺激的な試みも紹介した。2,500円，四六並

協働するナラティヴ
グーリシャンとアンダーソンによる論文「言語システムとしてのヒューマンシステム」
H・アンダーソン／H・グーリシャン／野村直樹 著／野村直樹 訳
現在の心理療法に絶大なる影響を与える論文の全訳と，グーリシャンのアイデアの核心を探る論考。1,800円，四六並

ナラティヴ・セラピー
社会構成主義の実践
マクナミー＆ガーゲン編／野口裕二・野村直樹訳
新しい心理療法の時代は，家族療法の分野で始まった。待望の声がありながら版が止まっていたものを一部訳文の再検討をし復刊。今なお色あせない，一番新しい心理療法の原典。2,400円，四六並

関係性の医療学
ナラティブ・ベイスト・メディスン論考
斎藤清二著
NBMの概念や理論，医療コミュニケーション，医療者・患者関係，医療面接，プロフェッショナリズム教育などについて具体的に論考と実践が描かれた価値ある1冊。3,400円，A5並

医療におけるナラティブとエビデンス
対立から調和へ [改訂版]
斎藤清二著
ナラティブ・ベイスト・メディスンとエビデンス・ベイスト・メディスンを実際にどう両立させるのか。次の時代の臨床のために両者を統合した新しい臨床能力を具体的に提案する。2,400円，四六並

臨床アドラー心理学のすすめ
セラピストの基本姿勢からの実践の応用まで
八巻秀・深沢孝之・鈴木義也著
ブーム以前から地道にアドラー心理学を臨床に取り入れてきた3人の臨床家によって書かれた，対人支援の実践書。アドラーの知見を取り入れることでスキルアップ間違いナシ。2,000円，四六並

ホロニカル・セラピー
内的世界と外的世界を共に扱う統合的アプローチ
定森恭司著
心の深層から身体，関係性や社会に至るまで，人間のありようを部分⇔全体的にアプローチする独創的な心理療法 ホロニカル・セラピー。新しい心理宇宙を開かねばならぬ必読の書。3,100円，A5並

サビカス
ライフデザイン・カウンセリング・マニュアル
キャリア・カウンセリング理論と実践
M・L・サビカス著／JICD監修
キャリア構成理論を基礎に生まれた「ライフデザイン・カウンセリング」の手引き。自伝的な物語りを手掛かりに人生を再構成していく。2,000円，A5並

私のキャリア・ストーリー
[書き込み式ワークブック10冊セット]
ライフ・キャリアを成功に導く自伝ワークブック
M・L・サビカスほか著／JICD監修
小社刊行のサビカス「ライフデザイン・カウンセリング・マニュアル」用の記入式ワークブック。面接や研修に最適。2,800円，A4判16頁の冊子10冊入

教師・SCのための心理教育素材集
生きる知恵を育むトレーニング
増田健太郎監修・小川康弘著
仲間づくりから，SNSでの付き合い方まで，さまざまなニーズに合わせた「こころの授業」で，子どもの今の力を生きる知恵に変えていく。ベテラン教員のアイデア満載。2,400円，B5並

DVDでわかる
家族面接のコツ③P循環・N循環編
東豊著
初回と2回めの面接を収録したDVDと，書籍にはケースの逐語，東豊と黒沢幸子，森俊夫によるブリーフ的，システム論的解説を収録。家族面接DVDシリーズの第3弾。6,600円，A5並

こころの原点を見つめて
めぐりめぐる乳幼児の記憶と精神療法
小倉清・小林隆児著
治療の鍵は乳幼児期の記憶――本書は卓越した児童精神科医2人による論文・対談を収録。子どもから成人まで多くの事例をもとに，こころが形作られる原点をめぐる治療論考。1,900円，四六並

性加害少年への対応と支援
児童福祉施設と性問題行動防止プログラム
埜﨑健治著
性問題行動防止プログラムに沿って展開した事例を中心に，心理職，少年，家族らの不安感や希望を赤裸々に描いた1冊。重い現実のなかで交錯する人間の生き様と臨床模様。2,200円，四六並

学校における自殺予防教育のすすめ方
だれにでもこころが苦しいときがあるから
窪田由紀編
痛ましく悲しい子どもの自殺。食い止めるには，予防のための啓発活動をやることが必須。本書は，学校の授業でできる自殺予防教育の手引き。もう犠牲者はいらない。2,400円，A5並

心理教育用ユガミン・リーフレット
マイナス思考と上手につきあう認知療法トレーニング・ブック用
竹田伸也ほか著
ユガミンの解説と，認知療法のポイント，使いやすいワークシートなどを1枚にまとめたもので，面接場面や心理教育の教材に最適。2,800円，A4判4頁の冊子40葉入

その場で関わる心理臨床
多面的体験支援アプローチ
田嶌誠一著
密室から脱し，コミュニティやネットワークづくり，そして，「その場」での心理的支援，それを支えるシステムの形成をつくること――田嶌流多面的体験支援アプローチの極意。3,800円，A5並

心理臨床における遊び
その意味と活用
弘中正美編
本書は，心理療法の学派や対象年齢，疾患名，現場の差などを軸に，心理療法に表れてくる「遊び」を切り取った1冊。遊びを有効に取り入れていくヒントや考え方などを描く。2,800円，A5並

新刊案内のメールマガジン配信中です。mailmagazine@tomishobo.com まで空メールをお送りください

遠見書房

〒181-0002 東京都三鷹市牟礼6-24-12
三鷹ナショナルコート004
tel 050-3735-8185/fax 050-3488-3894

tomi@tomishobo.com　※定価は税別
http://tomishobo.com